U0297230

编 著◎吴少祯

中医四小经典
白|话|解|口|袋|本

汤头歌诀
白话解

中国健康传媒集团
中国医药科技出版社

图书在版编目（CIP）数据

汤头歌诀白话解/吴少祯编著．—北京：中国医药科技出版社，2021.6

（中医四小经典白话解口袋本）

ISBN 978 - 7 - 5214 - 2307 - 5

Ⅰ.①汤… Ⅱ.①吴… Ⅲ.①方歌 - 译文 - 中国 - 清代 Ⅳ.①R289.4

中国版本图书馆 CIP 数据核字（2021）第 045321 号

美术编辑 陈君杞

版式设计 友全图文

出版 **中国健康传媒集团**｜中国医药科技出版社

地址 北京市海淀区文慧园北路甲 22 号

邮编 100082

电话 发行：010 - 62227427 邮购：010 - 62236938

网址 www. cmstp. com

规格 880×1230mm $\frac{1}{64}$

印张 4 $\frac{3}{8}$

字数 131 千字

版次 2021 年 6 月第 1 版

印次 2023 年 9 月第 3 次印刷

印刷 三河市百盛印装有限公司

经销 全国各地新华书店

书号 ISBN 978 - 7 - 5214 - 2307 - 5

定价 15.00 元

获取新书信息、投稿、为图书纠错，请扫码联系我们。

内容提要

《汤头歌诀》是清代医家汪昂编著的一本中医普及读物，以七言歌诀形式推广方剂，朗朗上口，好学易记，是学习方剂最有影响的通俗入门读物。

本书按照汪昂《汤头歌诀》原本的方剂顺序进行白话文注解，体例上分为原文、白话解两部分内容。本书参考多种善本及诸家注本，白话解通俗易懂，在词义、句式、词序上与经文相互对应，深刻揭示了《汤头歌诀》原文的奥旨。本书内容全面、丰富实用，同时采用小开本，方便读者随时参考阅读，对学习《汤头歌诀》具有较好的辅助作用，适合中医药院校学生、中医药从业者及广大中医药爱好者阅读。

前　言

清代汪昂之《汤头歌诀》，选方206首，将方剂与诗歌融为一体，以朗朗上口的形式将方剂组成、功用、主治等重要内容高度凝练，临床即可信手拈来，方便实用，历来为广大中医爱好者所推崇和喜爱。

然《汤头歌诀》原书为诗歌文体，原注亦为古文，文辞不免过于简单概括，亦有晦涩难懂之处，这给现代读者阅读和学习造成了一定困难，如若不能正确理解汤头歌诀中的主旨思想，则势必影响读者对方剂的掌握和驾驭，进而影响中医药的临床疗效。因此，根据现代读者的阅读需求，我们采用白话注解的形式，对《汤头歌诀》所选方剂进行了整理与阐释，以期让读者能直接而快捷地领悟其中的精髓和玄妙，使读者在阅读中有所裨益。

本书按照汪昂《汤头歌诀》原本的方剂顺序进行白话文注解，主要包括【原文】【白话解】两部分内容。其中，【原文】部分照录原文；【白话解】

1

部分将整段歌诀内容用通俗、易懂、简明的白话文进行翻译注解，并附用法、功用、主治、附方等内容。其中用法部分均著录方剂的现代煎服方法，原书用法不再收录；功用部分参照原书和教材，进行优化整理；主治部分亦参照原书和教材，内容包括方剂的主治证候和临床表现两个方面；附方部分列出歌诀中所涉及的附方，注明出处、组成、功用、主治，必要时与正方或附方相互之间进行比较分析，以利于临床鉴别应用。此外，本书按照方剂分类，纲举目张，条理分明，有益于读者掌握本类方剂的组方特点和运用规律。

在本书编写过程中，编者查阅了大量文献资料，力求原文准确，以期忠实地阐释《汤头歌诀》的主旨内容，最大限度地为读者阅读、理解、掌握、运用方剂提供帮助。此外，本书开本小，便于携带，可供读者随时查阅、学习。

由于水平所限，疏漏之处在所难免，欢迎广大读者提出宝贵意见，以便今后修订改进。

编　者

2020 年 10 月

目　录

目　录

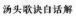

目 录

目 录

目 录

目 录

补益之剂

（十首　附方七）

四君子汤_{助阳补气}

[原文]

四君子汤《局方》中和义，参术茯苓甘草比。人参、白术、茯苓各二钱，甘草一钱，气味中和，故名君子。益以夏陈半夏、陈皮名六君，汤。祛痰补气阳虚饵。二陈除痰，四君补气，脾弱阳虚宜之。除却半夏名异功，散，钱氏。或加香砂胃寒使。加木香、砂仁，行气温中，名香砂六君子汤。

[白话解] 四君子汤作用平和，由人参、白术、茯苓、甘草四味药组成。若加半夏、陈皮，则名六君子汤，服食既可补气助阳，又有祛痰健脾之功。六君子汤去半夏名为"异功散"，若加木香、砂仁，对于脾胃气虚、寒湿气滞者尤为适宜。（方略）

用法 水煎服。

功用 益气健脾。

主治 脾胃气虚证。症见面色萎白，语声低微，气短乏力，食少便溏，舌淡苔白，脉虚弱。

附方

（1）六君子汤（《医学正传》）：四君子汤加陈皮、半夏各一钱。水煎服。功用：益气健脾，燥湿化痰。主治：脾胃气虚兼痰湿证。症见不思饮食，恶心呕吐，胸脘痞闷，大便不实，或咳嗽痰多色白等。

（2）异功散（《小儿药证直诀》）：四君子汤加陈皮等分。共研细末，每次6克，生姜5片、大枣2枚煎汤调服；亦可作汤剂，用量按原方比例酌定。功用：健脾益气，理气和胃。主治：脾胃虚弱证。症见食欲不振，或胸脘痞闷，或呕吐泄泻。

（3）香砂六君子汤（《医方集解》）：四君子汤加木香、砂仁。水煎服。功用：健脾和胃，理气止痛。主治：脾胃气虚，寒湿气滞证。症见纳呆嗳气，脘腹胀满或疼痛，呕吐泄泻。

四君子汤为补气基础方，加入陈皮为异功散，以加强健脾理气之功，使诸药补而不滞；再加半夏为六君子汤，化痰止呕作用显著，既补又消，属消补之剂，用于脾虚生痰者最为适宜；六君子汤加木香、砂仁行气温中，名为"香砂六君子汤"，常用于脾胃气虚兼有寒湿气滞，以脘腹胀满疼痛为主者，重在理气止痛。

升阳益胃汤 升阳益胃

[原文]

升阳益胃汤，东垣参术芪，黄连半夏草陈皮。苓泻防风羌独活，柴胡白芍枣姜随。黄芪二两，人参、半夏、炙甘草各一钱，羌活、独活、防风、白芍（炒）各五钱，陈皮四钱，白术、茯苓、泽泻、柴胡各三钱，黄连二钱。每服三钱，加姜、枣煎。六君子助阳，补脾除痰；重用黄芪补气固胃；柴胡、羌活除湿升阳；泽泻、茯苓泻热降浊。加芍药和血敛阴，少佐黄连以退阴火。

按：东垣治疗首重脾胃，而益胃又以升阳为先，故每用补中、上升下渗之药。此方补中有散，发中有收，脾胃诸方多从此仿也。

[白话解] 升阳益胃汤由人参、白术、黄芪、

黄连、半夏、炙甘草、陈皮、茯苓、泽泻、防风、羌活、独活、柴胡、白芍组成，加姜、枣水煎服而成。（方略）

用法 水煎服。

功用 健脾益气，升阳祛湿。

主治 脾胃气虚，兼感湿邪证。症见怠惰嗜卧，饮食无味，身体酸重，肢节疼痛，口苦舌干，大便不调，小便频数，或见恶寒，舌淡苔白腻，脉缓无力。

黄芪鳖甲散 劳热

[原文]

黄芪鳖甲散，罗谦甫地骨皮，芎菀参苓柴半知。地黄芍药天冬桂，甘桔桑皮劳热宜。治虚劳骨蒸，晡热咳嗽，食少盗汗。黄芪、鳖甲、天冬各五钱，地骨皮、秦艽、茯苓、柴胡各三钱，紫菀、半夏、知母、生地、白芍、桑皮、炙草各二钱半，人参、肉桂、桔梗各钱半。每服一两，加姜煎。鳖甲、天冬、知、芍补水养阴；参、芪、桂、苓、甘草固卫助阳；桑、桔泻肺热，菀、夏理痰嗽；艽、柴、地骨退热升阳。为表里气血交补之剂。

[白话解] 黄芪鳖甲散由黄芪、鳖甲、地骨皮、秦艽、紫菀、人参、茯苓、柴胡、半夏、知母、生地黄、白芍、天冬、肉桂、炙甘草、桔梗、桑白皮组成，治疗气阴两虚、虚劳内热极为适宜。（方略）

用法 共研粗末，每次 30 克，以生姜煎服；亦可作汤剂，用量按原方比例酌定。

功用 益气养阴，清透虚热。

主治 气阴两虚之劳热证。症见五心烦热，日晡潮热，自汗或盗汗，食少神疲，倦怠乏力，咳嗽咽干，脉细数无力。

秦艽鳖甲散风劳

[原文]

秦艽鳖甲散治风劳，地骨柴胡及青蒿。当归知母乌梅合，止嗽除蒸敛汗高。鳖甲、地骨皮、柴胡各一两，青蒿五钱，秦艽、当归、知母各五钱，乌梅五钱。治略同前，汗多倍黄芪。此方加青蒿、乌梅，皆敛汗退蒸之义。

[白话解] 秦艽鳖甲散用来治疗风劳病。此方

由鳖甲、秦艽、地骨皮、柴胡、青蒿、当归、知母和乌梅组成，清热止咳、除蒸、敛阴止汗疗效高妙。（方略）

用法 共研粗末，每次 15 克，以青蒿五钱、乌梅五钱煎服；亦可作汤剂，用量按原方比例酌定。

功用 滋阴养血，清热除蒸。

主治 阴虚内热之风劳证。症见肌肉消瘦，唇红颊赤，肢体困倦，咳嗽盗汗，脉细数。

秦艽扶羸汤 肺劳

[原文]

秦艽扶羸汤，《直指》鳖甲柴，地骨当归紫菀偕。半夏人参兼炙草，肺劳蒸嗽合之谐。治肺痿骨蒸，劳嗽声嗄，自汗体倦。柴胡二钱，秦艽、鳖甲、地骨皮、当归、人参各钱半，紫菀、半夏、甘草炙各一钱，加姜、枣煎。

按：黄芪鳖甲散，盖本此方，除当归加余药，透肌解热，柴胡、秦艽、干葛为要剂，故骨蒸方中多用之。此方虽表里交治，而以柴胡为君。

[白话解] 秦艽扶羸汤由秦艽、炙鳖甲、柴胡、地骨皮、当归、紫菀、半夏、人参、炙甘草组成，肺伤内热、肺燥劳嗽之人服用极为合适。（方略）

用法 加生姜三片，大枣一枚，水煎服。

功用 养阴清热，理肺止嗽。

主治 气阴两伤之肺劳证。症见咳嗽咯血，声音嘶哑，骨蒸潮热，体倦自汗，胸闷短气，舌红少苔，脉细数无力。

紫菀汤 劳热久咳

[原文]

紫菀汤海藏中知贝母，参苓五味阿胶偶。再加甘桔治肺伤，咳血吐痰劳热久。治肺伤气极，劳热咳嗽，吐痰吐血，肺痿肺痈。紫菀、知母、象贝、阿胶各二钱，人参、茯苓、甘草、桔梗各五分，五味十二粒，一方加莲肉。以保肺止嗽为君，故用阿胶、五味；以清火化痰为臣，故用知母、贝母；佐以参、苓、甘草，扶土以生金；使以桔梗，上浮而利膈。

[白话解] 紫菀汤由紫菀、知母、贝母、人参、

茯苓、五味子、阿胶、甘草、桔梗组成，可治疗肺气大伤、咳血吐痰、劳热日久。（方略）

用法 水煎服。

功用 养阴润肺，化痰止嗽。

主治 气阴两伤、虚火灼络之肺劳证。症见久嗽不止，咳痰咯血，少气懒言，以及肺痿、肺痈等。

百合固金汤_{肺伤咳血}

[原文]

百合固金汤，赵蕺庵二地黄，玄参贝母桔甘藏。麦冬芍药当归配，喘咳痰血肺家伤。生地二钱，熟地三钱，麦冬钱半，贝母、百合、当归、芍药、甘草各一钱，玄参、桔梗各八分。火旺则金伤，故以玄参、二地助肾滋水；麦冬、百合保肺安神，芍药、当归平肝养血，甘桔、贝母清金化痰，皆以甘草培本，不欲以苦寒伤生发之气也。

[白话解] 百合固金汤由百合、生地黄、熟地黄、玄参、贝母、桔梗、甘草组成，再配以麦冬、芍药、当归，对于肺肾阴亏、咳嗽气喘、痰中带血之证，有养阴清热、润肺化痰之功。（方略）

8

用法 水煎服。

功用 滋阴润肺，止咳化痰。

主治 肺肾阴亏，虚火上炎证。症见咳嗽气喘，痰中带血，咽喉燥痛，眩晕耳鸣，骨蒸盗汗，舌红少苔，脉细数。

补肺阿胶散 止嗽生津

[原文]

补肺阿胶散，钱氏马兜铃，鼠粘甘草杏糯停。肺虚火盛人当服，顺气生津嗽哽宁。阿胶两半，马兜铃焙、鼠粘子炒、甘草炙、糯米各一两，杏仁七钱。牛蒡利膈滑痰，杏仁降气润嗽。李时珍曰：马兜铃非取补肺，取其清热降气，肺自安也。其中阿胶、糯米乃补肺之圣药。

[白话解] 补肺阿胶散由阿胶、马兜铃、鼠粘子(牛蒡子)、甘草、杏仁、糯米组成。肺虚热盛之人服用，能宣降肺气、生津止嗽、清肺化痰。(方略)

用法 共研粗末，每次6克，水煎服。

功用 养阴补肺，清热止血。

主治 阴虚肺热证。症见咳嗽气喘，咽喉干燥，咯痰不爽，或痰中带血，舌红少苔，脉细数。

小建中汤 建中散寒

[原文]

小建中汤仲景芍药多，即桂枝加芍药汤，再加饴糖，名建中。桂姜甘草大枣和。更加饴糖补中脏，虚劳腹冷服之瘥。芍药六两，桂枝、生姜各三两，甘草一两，枣十二枚，饴糖一升。增入黄芪名亦尔，加黄芪两半，名黄芪建中汤。《金匮》。若除饴糖，则名黄芪五物汤，不名建中矣。今人用建中者，绝不用饴糖，何哉？表虚身痛效无过。又有建中十四味，阴斑劳损起沉疴。亦有阴证发斑者，淡红隐隐散见肌表，此寒伏于下，逼其无根之火熏肺而然，若服寒药立毙。十全大补加附子，麦夏苁蓉仔细哦。即十全大补汤加附子、麦冬、半夏、肉苁蓉，名十四味建中汤。十四味除茯苓、白术、麦冬、川芎、熟地、肉苁蓉，名八味大建中汤。治同。

[白话解]

小建中汤芍药分量比较多，还要配上桂枝、生姜、炙甘草、大枣，再加上饴糖可补脾益气，虚劳里急、腹冷腹痛之人服用即愈。此方若加上黄芪名字也叫小建中汤（黄芪建中汤），治疗虚劳身痛没有超过它的。还有十四味建中汤，能够治愈阴证发斑、劳损等顽疾。十全大补汤还要加上附子，麦冬、半夏、肉苁蓉仔细运用。（方略）

用法 水煎服，饴糖烊化。

功用 温中补虚，和里缓急。

主治 虚劳里急。症见腹中时痛，喜温喜按，舌淡苔白，脉细弦而缓；或虚劳而心中悸动，虚烦不宁，面色无华；或手足烦热，四肢酸楚，咽干口燥。

附方

（1）黄芪建中汤（《金匮要略》）：小建中汤加黄芪一两半。水煎服。功用：温中补气，和里缓急。主治：虚劳里急，诸不足。

（2）黄芪五物汤（《金匮要略》）：黄芪建中汤去饴糖，以黄芪易饴糖，加强益气健脾之功，和里缓急之力弱，与黄芪建中汤主治相近。

（3）十四味建中汤（《太平惠民和剂局方》）：由十全大补汤（人参、白术、茯苓、炙甘草、熟地黄、白芍、当归、川芎、炙黄芪、肉桂）加附子、麦冬、半夏、肉苁蓉组成。共研粗末，每次9克，以生姜三片、大枣一枚煎服。亦可作汤剂，用量按原方比例酌定。功用：补益气血，调和阴阳。主治：阴证发斑，淡红隐隐散见肌表。此寒伏于下，逼其无根之火熏肺而然，若服寒药立死。

（4）八味大建中汤（《景岳全书》）：十四味建中汤去茯苓、白术、麦冬、川芎、熟地黄、肉苁蓉。其功用、主治同上。

益气聪明汤 聪耳明目

[原文]

益气聪明汤东垣蔓荆，升葛参芪黄柏并。更加芍药炙甘草，耳聋目障服之清。参、芪各五钱，蔓荆子、葛根各三钱，黄柏、白芍各二钱，升麻钱半，炙草一钱，每服四钱。人之中气不足，清阳不升，则耳目不聪明。蔓荆、升、葛，升其清气；参、芪、甘草，补其中气，而以芍药平肝木，黄柏滋肾水也。

[白话解] 益气聪明汤由蔓荆子、升麻、葛根、人参、黄芪、黄柏、白芍、炙甘草组成，耳鸣耳聋、

目内生障之人服用即可耳聪目明。（方略）

用法 水煎服。

功用 补中益气，升举清阳。

主治 中气不足，清阳不升证。症见目生翳障，视物昏花，耳鸣、耳聋等。

发表之剂

（十四首　附方八）

麻黄汤^{寒伤营无汗}

[原文]

麻黄汤仲景中用桂枝，杏仁甘草四般施。发热恶寒头项痛，伤寒服此汗淋漓。麻黄（去节）三两，桂枝二两，杏仁七十枚去皮尖，甘草炙一两。伤寒太阳表证无汗，用此发之。麻黄善发汗，恐其力猛，故以桂枝监之，甘草和之，不令大发也。

按：桂、麻二汤虽治太阳证，而先正每云皆肺药，以伤寒必自皮入，而桂、麻又入肺经也。

[白话解] 麻黄汤由麻黄、桂枝、杏仁、炙甘草四味药物组成，恶寒发热、头痛身疼、无汗而喘之人服之最为适宜。（方略）

用法　水煎服，温覆取微汗。

功用　发汗解表，宣肺平喘。

主治 外感风寒表、实证。症见恶寒发热，头疼身痛，无汗而喘，舌苔薄白，脉浮紧。

桂枝汤寒伤卫有汗

[原文]

桂枝汤仲景治太阳中风，芍药甘草姜枣同。桂枝、芍药、生姜各三钱，炙草三两，大枣十二枚。治太阳中风有汗，用此解肌，以和营卫，中犹伤也。仲景《伤寒论》通用。桂麻相合名各半，汤。太阳如疟此为功。热多寒少，如疟状者，宜之。

[白话解] 桂枝汤主治外感风寒表虚证，此方由桂枝、芍药、炙甘草、生姜、大枣组成。桂枝汤与麻黄汤相合名为桂枝麻黄各半汤，对于外感风寒、热多寒少如疟状者用之适宜。（方略）

用法 水煎服。服药后进食少量热粥或开水，添盖衣被使微汗出，避风寒。

功用 解肌发表，调和营卫。

主治 外感风寒表虚证。症见发热头痛，汗出恶风，鼻鸣干呕，口不渴，舌苔薄白，脉浮缓或浮弱。

附方 桂枝麻黄各半汤（《伤寒论》）：桂枝一两十六铢　芍药　生姜　炙甘草　麻黄各一两　大枣四枚　杏仁二十四枚　水煎服。功用：发汗解表，调和营卫。主治：太阳病，如疟状，发热恶寒，热多寒少，其人不呕等。

桂枝麻黄各半汤即由桂枝汤与麻黄汤相合而后减少各药用量而成，既可发汗解表，又能调和营卫，诸药配伍，汗中有收，不致发汗太过；补中寓散，又无敛邪之弊，故对于外感风寒，热多寒少如疟状者用之适宜。

大青龙汤 风寒两解

[原文]

大青龙汤仲景桂麻黄，杏草石膏姜枣藏。麻黄六两，桂枝、炙草各三两，杏仁四十枚，石膏鸡子大，生姜三两，大枣十二枚。太阳无汗兼烦躁，烦为阳、为风，躁为阴、为寒。必太阳证兼烦躁者，方可用之。以杏、草佐麻黄发表，以姜、枣佐桂枝解肌，石膏质重泻火，气轻亦达肌表。义取青龙者，龙兴而云升雨降，郁热顿除，烦躁乃解也。若少阴烦躁，而误服此则逆。风寒两解此为良。麻黄汤治寒，桂枝汤治风，大青龙兼风寒而两解之。陶节庵曰：此汤险峻，今人罕用。

[白话解] 大青龙汤由桂枝、麻黄、杏仁、炙甘草、石膏、生姜、大枣组成，主治外感风寒兼无汗烦躁者，此方最为有效。（方略）

用法 水煎服。取微似汗，汗出多者，温粉扑之。

功用 发汗解表，清热除烦。

主治 外感风寒，郁而化热证。症见发热恶寒，无汗，烦躁，身疼痛，脉浮紧。

小青龙汤 太阳行水发汗

[原文]

小青龙汤仲景治水气，喘咳呕哕渴利慰。太阳表证未解，心下有水气者用之。或喘或咳，或呕或哕，或渴或利，或短气，或小便闭，皆水气内积所致。姜桂麻黄芍药甘，细辛半夏兼五味。干姜、麻黄、桂枝、芍药（酒炒）、炙草、细辛各二两，半夏、五味子各半升。桂枝解表，使水从汗泄；芍药敛肺，以收喘咳；姜、夏、细辛润肾行水，以止渴呕，亦表里分消之意。

[**白话解**] 小青龙汤主治外寒内饮，对喘咳、呕吐、头面四肢浮肿有极好疗效。此方由干姜、桂枝、麻黄、芍药、炙甘草、细辛、半夏加五味子组成。（方略）

用法 水煎温服。

功用 解表散寒，温肺化饮。

主治 外寒内饮证。症见恶寒发热，无汗，咳嗽气喘，痰白清稀，甚则不得平卧，或身体疼重，头面、四肢浮肿，舌苔白滑，脉浮。

葛根汤 太阳无汗恶风

[**原文**]

葛根汤仲景内麻黄裹，二味加入桂枝汤。桂枝、芍药、炙草各二两，姜三两，枣十二枚，此桂枝汤也，加葛根四两，麻黄三两。轻可去实因无汗，中风表实，故汗不得出。《十剂》曰：轻可去实，葛根、麻黄之属是也。有汗加葛无麻黄。名桂枝加葛根汤，仲景治太阳有汗恶风。

[白话解]葛根汤即由桂枝汤加麻黄、葛根二药而成，能轻清升散，祛除外感风寒无汗之证，若有汗者则只加入葛根而去掉麻黄。（方略）

用法 水煎温服。

功用 发汗解表，濡润筋脉。

主治 外感风寒，筋脉失养证。症见恶寒发热，头痛项强，无汗，苔薄白，脉浮紧。

附方 桂枝葛根汤（《伤寒论》）：系葛根汤去麻黄而成，功用、主治同葛根汤，适用于有汗出者。

升麻葛根汤 _{阳明升散}

[原文]

升麻葛根汤钱氏，钱乙。再加芍药甘草是。升麻三钱，葛根、芍药各二钱，炙草一钱。轻可去实，辛能达表，故用升麻发散阳明表邪。阳邪盛则阴气虚，故加芍药敛阴和血。升麻、甘草升阳解毒，故亦治时疫。阳明发热与头疼，无汗恶寒均堪倚。及目痛、鼻干、不得卧等症。亦治时疫与阳斑，痘疹已出慎勿使。恐升散重虚其表也。

[白话解]升麻葛根汤是钱乙创制，由升麻、

葛根加芍药、甘草组成。治疗阳明发热与头疼，无汗恶寒都可依赖它。本方也用来治疗阳斑、发疹及时疫初起，若痘疹已透者当谨慎勿用此方。（方略）

用法 水煎服。

功用 解肌透疹。

主治 麻疹初起未发，或发而未透证。症见发热恶风，喷嚏咳嗽，目赤流泪，头痛口渴，舌红苔白，脉浮数；以及阳斑、发疹或时疫初起等。

九味羌活汤解表通剂

[原文]

九味羌活汤，张元素用防风，细辛苍芷与川芎。黄芩生地同甘草，三阳解表益姜葱。羌活、防风、苍术各钱半，白芷、川芎、黄芩、生地、甘草各一钱，细辛五分，加生姜、葱白煎。阴虚气弱人禁用，加减临时在变通。洁古制此汤，以代麻黄、桂枝、青龙各半等汤。用羌、防、苍、细、芎、芷，各走一经，祛风散寒，为诸路之应兵。加黄芩泄气分之热，生地泄血中之热，甘草以调和诸药。然黄芩、生地寒滞，未可概施，用时宜审。

[白话解] 九味羌活汤由羌活、防风、细辛、苍术、白芷、川芎、黄芩、生地黄和甘草组成，加上生姜和葱白即可治疗表邪导致的太阳、阳明、少阳之证。阴虚气弱之人禁用此方，使用此方须根据病情灵活变通。（方略）

用法 加生姜、葱白，水煎服。

功用 发汗祛湿，兼清里热。

主治 外感风寒湿邪，兼里热证。症见恶寒发热，无汗，头痛项强，肢体酸楚疼痛，口苦微渴，舌苔白或微黄，脉浮。

十神汤 时行感冒

[原文]

十神汤《局方》里葛升麻，陈草芎苏白芷加。麻黄赤芍兼香附，时行瘟疫感冒效堪夸。葛根、升麻、陈皮、甘草、川芎、白芷、紫苏、麻黄、赤芍、香附等份，加姜、葱煎，治风寒两感，头痛发热，无汗恶寒，咳嗽鼻塞。芎、麻、升、葛、苏、芷、香附，辛香利气，发表散寒。加芍药者，敛阴气于发汗之中；加甘草者，和阳气于疏利之队也。吴绶曰：此方用升麻、干葛，能解阳明瘟疫时气。若太阳伤寒发热用之，则引邪入阳明，传变发斑矣，慎之！

[白话解] 十神汤由葛根、升麻、陈皮、炙甘草、川芎、紫苏、白芷、麻黄、赤芍、香附组成，治疗瘟疫感冒，疗效值得夸赞。（方略）

用法 加生姜、葱白，水煎服。

功用 疏风散寒，理气和中。

主治 外感风寒，内有气滞证。症见恶寒发热，头痛无汗，胸脘痞闷，不思饮食，舌苔薄白，脉浮。

神术散 散风寒湿

[原文]

神术散《局方》用甘草苍，细辛藁本芎芷羌。苍术二两、炙草、细辛、藁本、白芷、川芎、羌活各一两，每服四钱，生姜、葱白煎。各走一经祛风湿，太阴苍术，少阴细辛，厥阴、少阳川芎，太阳羌活、藁本，阳明白芷。此方与九味羌活汤意同，加藁本，除黄芩、生地、防风，较羌活汤更稳。风寒泄泻总堪尝。太无神术散，太无，丹溪之师即平胃散，加入菖蒲与藿香。陈皮为君二钱，苍术、

22

厚朴各一钱，炙草、菖蒲、藿香各钱半，治岚瘴、瘟疫时气。海藏神术散苍防草，太阳无汗代麻黄。苍术、防风各二两，炙草一两，用代仲景麻黄汤，治太阳伤寒无汗。若以白术易苍术，太阳有汗此汤良。名白术汤，用代桂枝汤，治太阳伤风有汗。二术主治略同，特有止汗、发汗之异。

[白话解] 神术散由炙甘草、苍术、细辛、藁本、川芎、白芷、羌活组成，各入一经可散寒祛湿，外感风寒湿、大便泄泻均能使用此方。太无神术散（《医方考》）能祛湿解表、理气和中，加入了菖蒲和藿香。海藏神术散（《阴证略例》）由苍术、防风、炙甘草组成，治疗内伤冷饮、外感寒邪、恶寒无汗，可用来代替麻黄汤。若将上方中白术换苍术，名为"白术汤"，是治疗外感风邪、发热有汗证之良方。（方略）

用法 加生姜、葱白，水煎服。

功用 疏风散寒，祛湿。

主治 外感风寒湿证。症见恶寒发热，头痛无汗，鼻塞声重，身体疼痛，咳嗽头昏，以及大便泄泻等。

附方

（1）太无神术散（《医方考》）：苍术　厚朴各一钱　陈皮二钱　炙甘草　菖蒲　藿香各一钱半。水煎服。功用：解表化湿，理气和中。主治：山岚瘴疟或瘟疫时气。症见恶寒壮热，周身疼痛，胸脘痞闷，头目昏眩，或头面轻度浮肿等。

（2）海藏神术散（《阴证略例》）：苍术　防风各二两　炙甘草一两，加葱白、生姜，水煎服。功用：发汗解表，散寒除湿。主治：外感风寒湿证。症见恶寒发热，头痛无汗等。

（3）白术汤（《阴证略例》）：系海藏神术散去苍术，加白术而成，功用、主治同海藏神术散，但苍术发汗，白术止汗，故对于临床伤风有汗者更为适宜。

麻黄附子细辛汤 少阴表证

［原文］

麻黄附子细辛汤，仲景。发表温经两法彰。麻黄、细辛各二两，附子一枚炮。麻黄发太阳之汗，附子温少阴之经，细辛为肾经表药，联属其间。若非表里相兼治，少阴反热曷能康。少阴证，脉沉属里，当无热，今反发热，为太阳表证未除。

[白话解] 麻黄附子细辛汤由麻黄、附子、细辛组成，其中麻黄、附子两味药发表温经的效果相当显著。若不是表里兼治，少阴病反而发热何时能够康复呢？（方略）

用法 水煎服。

功用 助阳解表。

主治 素体阳虚，外感风寒证。症见初起无汗，恶寒较甚，发热或微热，脉不浮反沉。

人参败毒散 暑湿热时行

[原文]

人参败毒散茯苓草，活人毒即湿热也。枳桔柴前羌独芎。薄荷少许姜三片，时行感冒有奇功。人参、茯苓、枳壳、桔梗、柴胡、前胡、羌活、独活、川芎各一两，甘草五钱，每服二两，加薄荷、生姜煎。羌活理太阳游风，独活理少阴伏风，兼能去湿除痛，川芎、柴胡和血升清，枳壳、前胡行痰降气，甘、桔、参、苓清肺强胃，辅正匡邪也。

喻嘉言曰：暑、湿、热三气门中，推此方为第一。俗医减却人参，曾与他方有别耶？去参名为败毒散，加入消风散，见风门治亦同。合消风散，名消风败毒散。

［白话解］ 人参败毒散由人参、茯苓、甘草、枳壳、桔梗、柴胡、前胡、羌活、独活、川芎组成，加入少许薄荷、三片生姜煎煮，治疗四时感冒有奇特功效。减去人参名为"败毒散"，加入消风散名为"消风败毒散"，其主治基本相同。（方略）

用法 共研细末，每服 6 克，入生姜、薄荷，水煎服。

功用 散寒祛湿，益气解表。

主治 气虚外感风寒湿邪之证。症见憎寒壮热，头项强痛，肢体酸痛，无汗，鼻塞声重，咳嗽有痰，胸膈痞满，舌淡苔白，脉浮而按之无力。

附方

（1）败毒散（《名医指掌》）：系人参败毒散去人参，适宜于体质不虚患者。

（2）消风败毒散（《医方集解》）：系人参败毒散合消风散，功用、主治同人参败毒散。

再造散 阳虚不能作汗

[原文]

再造散节庵用参芪甘，桂附羌防芎芍参。细辛加枣煨姜煎，阳虚无汗法当谙。人参、黄芪、甘草、川芎、白芍（酒炒）、羌活、防风、桂枝、附子（炮）、细辛（煨）、姜、大枣煎。以参、芪、甘、姜、桂、附大补其阳，羌、防、芎、细散寒发表。加芍药者，于阳中敛阴，散中有收也。陶节庵曰：发热头痛，恶寒无汗，服汗剂汗不出者，为阳虚不能作汗者，名无汗证。庸医不识，不论时令，遂以升麻重剂劫取其汗，误人死者多矣。又曰：人第知参、芪能止汗，而不知其能发汗，以在表药队中，则助表药而解散也。

[白话解] 再造散用人参、黄芪、甘草，配上桂枝、熟附子、羌活、防风、川芎、芍药、细辛，加大枣、煨生姜煎煮，治疗阳虚无汗，此法当熟用。（方略）

用法 加大枣、煨生姜，水煎温服。

功用 助阳益气，解表散寒。

27

主治 阳气虚弱，外感风寒证。症见恶寒发热，热轻寒重，无汗肢冷，倦怠嗜卧，面色苍白，语言低微，舌淡苔白，脉沉无力，或浮大无力。

麻黄人参芍药汤 内感虚寒

[原文] 麻黄人参芍药汤，东垣。桂枝五味麦冬襄。归芪甘草汗兼补，虚人外感服之康。麻黄、芍药、黄芪、当归、甘草（炙）各一钱，人参、麦冬各三分，桂枝五分，五味五粒。东垣治一人内蕴虚热，外感大寒而吐血，法仲景麻黄汤，加补剂制此方，一服而愈。原解曰：麻黄散外寒，桂枝补表虚，黄芪实表益卫，人参益气固表，麦冬、五味保肺气，甘草补脾，芍药安太阴，当归和血养血。

[白话解] 麻黄人参芍药汤由麻黄、人参、芍药等组成，其中桂枝、五味子、麦冬辅助药性，当归、黄芪、炙甘草诸药相合外散表邪、益气养血，气血亏虚、外感风寒之人服用身体便恢复安康。（方略）

用法 水煎服。

功用 解表散寒，益气养血。

主治 气血亏虚，外感风寒证。症见恶寒发热，无汗，心烦，倦怠乏力，面色苍白，或见吐血者。

神白散—一切风寒

[原文]

神白散《卫生家宝》用白芷甘，姜葱淡豉与相参。白芷一两，甘草五钱，淡豉五十粒，姜三片，葱白三寸，煎服取汗。一切风寒皆可服，妇人鸡犬忌窥探。煎要至诚，服乃有效。《肘后》单煎葱白豉，葱一握，豉一升，名葱豉汤。用代麻黄汤功不惭。伤寒初觉头痛身热，便宜服之，可代麻黄汤。

[白话解] 神白散由白芷、甘草、生姜、葱白、淡豆豉组成，一切外感风寒皆可服用。《肘后备急方》有葱豉汤，由葱白、淡豆豉水煎而成，用来代替麻黄汤功效也不差。（方略）

用法 水煎服。

功用 解表散寒。

主治 外感风寒初起之轻证。症见恶寒发热，头痛无汗，舌苔薄白，脉浮。

附方 葱豉汤（《肘后备急方》）：葱白一握，淡豆豉一升，水煎服。功用：解表散寒。主治：外感风寒轻证。症见微恶风寒，或微热，头痛，无汗，鼻塞流涕，喷嚏，舌苔薄白，脉浮。

攻里之剂

(七首 附方四)

大承气汤 胃府三焦大热大实

[原文]

大承气汤仲景用芒硝，枳实大黄厚朴饶。大黄四两（酒洗），芒硝三合，厚朴八两，枳实五枚。救阴泄热功偏擅，急下阳明有数条。大黄治大实，芒硝治大燥大坚，二味治无形血药；厚朴治大满，枳实治痞，二味治有形气药。热毒传入阳明胃府，痞、满、燥、实全见，杂症、三焦实热，并须以此下之。胃为水谷之海，土为万物之母。四旁有病，皆能传入胃，已入胃府则不复传他经矣。陶节庵曰：伤寒热邪传里，须看热气浅深用药，大承气最紧，小承气次之，调胃又次之，大柴胡又次之。盖恐硝性燥急，故不轻用。

[白话解] 大承气汤由芒硝、枳实、厚朴、大黄组成，以救阴液、泄热邪功效擅长，"急下存阴"治疗阳明腑实证《伤寒论》有数条讲此用

法。（方略）

用法 水煎，大黄后入，芒硝溶服，待大便排出，就不要再服用了。

功用 峻下热结。

主治 阳明腑实证。症见大便不通，频转矢气，脘腹痞满，腹痛拒按，按之则硬，甚或潮热谵语，手足濈然汗出，舌苔黄燥起刺，或焦黑燥裂，脉沉实；或热结旁流，下利清水，其气臭秽，脘腹疼痛，按之坚硬有块，口舌干燥，脉滑实；或里热实证之热厥、痉病或发狂等。

小承气汤 胃府实满

[原文]

小承气汤仲景朴实黄，大黄四两，厚朴二两（姜炒），枳实三枚（麸炒）。谵狂痞鞕硬上焦强。热在上焦则满，在中焦则鞕，胃有燥粪则谵语，不用芒硝者，恐伤下焦真阴也。益以羌活名三化，汤。中气闭实可消详。用承气治二便，加羌活治风，中风体实者可偶用。然涉虚者多不可轻投。

[白话解] 小承气汤由厚朴、枳实、大黄组成，可治疗谵语潮热、脘腹痞满之证。本方加上羌活即三化汤（《活法机要》），治疗中风、二便不通当详细辨别使用。（方略）

用法 水煎服。

功用 轻下热结。

主治 阳明腑实证。症见大便秘结，谵语潮热，脘腹痞满，舌苔老黄，脉滑而疾者；或痢疾初起，腹痛里急后重者。

附方 三化汤（《活法机要》）：小承气汤加羌活组成，水煎服。功用：通便散风。主治：类中风外有表证、内有二便不通者。中风体实者可偶用，体虚者多不可轻易使用本方。

调胃承气汤 胃实缓攻

[原文]

调胃承气汤，仲景硝黄草，大黄酒浸、芒硝各一两，甘草（炙）五钱。甘缓微和将胃保。用甘草甘以缓之，微和胃气，勿令大泄下。不用朴实伤上焦，不用厚朴、枳实，恐伤上焦氤氲之气也。中焦燥实服之好。

[白话解] 调胃承气汤由芒硝、大黄、炙甘草组成，甘草性味缓和，既可调和药性，又可保护胃气。不用厚朴、枳实，避免损伤上焦，只见燥实而无痞满之人服用此方疗效最好。（方略）

用法 水煎，芒硝溶服。

功用 缓下热结。

主治 阳明腑实证。症见大便秘结，恶热口渴，腹痛拒按，舌苔正黄，脉滑数；或胃肠积热引起的发斑、口齿咽痛及疮疡等。

木香槟榔丸一切实积

[原文]

木香槟榔丸，张子和青陈皮，枳壳柏连棱术随。大黄黑丑兼香附，芒硝水丸量服之。一切实积能推荡，泻痢实疟用咸宜。木香、槟榔、青皮（醋炒）、陈皮（壳炒）、黄柏（酒炒）、黄连、吴茱萸（汤炒）、三棱、莪术（并醋煎）各五钱，大黄（酒浸）一两，香附、牵牛各二两，芒硝水丸，量虚实服。木香、香附、青、陈、枳壳利气宽肠，黑牵牛、槟榔下气尤速，气得行则无痞满后重之患矣。连、柏燥湿清热，棱、莪行气破血，硝、黄去血中伏热，并为推坚峻品。湿热积滞去，则二便调而三焦通矣。盖宿垢不净，清阳终不得升，亦通因通用之义也。

[白话解] 木香槟榔丸由木香、槟榔、青皮、陈皮、三棱、莪术、枳壳、黄柏、黄连，加上大黄、牵牛和香附子组成。用芒硝做成水丸，量虚实服，能治愈一切实积，泻痢、食疟者服用皆很适宜。（方略）

用法 共研细末，水泛为丸，每服 6～9 克，食后生姜汤下。

功用 行气导滞，攻积泄热。

主治 湿热积滞证。症见脘腹痞满胀痛，大便秘结，或痢疾里急后重，舌苔黄腻，脉沉实。

枳实导滞丸 湿热积滞

[原文]

枳实导滞丸，东垣首大黄，芩连曲术茯苓襄。泽泻蒸饼糊丸服，湿热积滞力能攘。大黄一两，枳实

（麸炒）、黄芩（酒炒）、黄连（酒炒）、神曲（炒）各五钱，
白术（土炒）、茯苓各三钱，泽泻二钱，蒸饼糊丸，量虚实服
之。黄、枳实荡热去积，芩、连佐之以清热，苓、泽佐之以
利湿，神曲佐之以消食。又恐苦寒力峻，故加白术补土固中。
若还后重兼气滞，木香导滞丸加槟榔。

[白话解] 枳实导滞丸首味药是大黄，加上枳
实、黄芩、黄连、神曲、白术、茯苓辅佐药性，加
上泽泻，蒸饼糊丸服用，能排除湿热积滞。若治疗
兼有后重气滞的湿热积滞证，则使用木香导滞丸加
槟榔。（方略）

用法 共研细末，用蒸饼泡成糊，和药为丸，每
次 6 ~ 9 克，温开水送下；亦可作汤剂，用量按原方
比例酌定。

功用 消食导滞，清热利湿。

主治 湿热食积证。症见脘腹胀痛，下痢泄泻，
或大便秘结，小便短赤，舌苔黄腻，脉沉滑有力。

附方 木香导滞丸（《医学正传》）：即枳实导滞
丸加木香、槟榔而成，功用、主治同枳实导滞丸，
对兼有后重气滞者更为适宜。

攻里之剂

温脾汤 温药攻下

[原文]

温脾汤，《千金》参附与干姜，甘草当归硝大黄。寒热并行治寒积，脐腹绞结痛非常。人参、附子、甘草、芒硝各一两，大黄五两，当归、干姜各三两，煎服，日三。本方除当归、芒硝，亦名温脾汤，治久痢赤白，脾胃冷、实不消。硝、黄以荡其积，姜、附以祛其寒，参、草、当归以保其血气。

按：古人方中，多有硝、黄、柏、连与姜、萸、桂、附寒热并用者，亦有参、术、硝、黄补泻并用者，亦有大黄、麻黄汗下兼行者，今人罕识其旨。姑录此方，以见治疗之妙不一端也。

[白话解] 温脾汤由人参、附子、甘草、芒硝、大黄、当归、干姜组成，主治寒热并行，寒积腹痛，对便秘腹痛、脐下绞痛有非常好的疗效。（方略）

用法 水煎服。

功用 攻下冷积，温补脾阳。

主治 阳虚冷积证。症见大便秘结，脐腹冷痛，喜温喜按，或久痢赤白，手足不温，苔白不渴，脉沉弦。

蜜煎导法_{肠枯便秘}

[原文]

蜜煎导法通大便，仲景用蜜熬如饴，捻作挺子，掺皂角末，乘热纳谷道中，或掺盐。或将猪胆汁灌肛中。用猪胆汁醋和，以竹管插入肛门中，将汁灌入，顷当大便，名猪胆汁导法，仲景。不欲苦寒伤胃腑，阳明无热勿轻攻。胃腑无热而便秘者，为汗多，津液不足，不宜用承气妄攻。此仲景心法，后人罕识，故录二方于攻下之末。

[白话解] 蜜煎导法可润肠通便，若将猪胆汁和醋后灌入肛门中，可润燥通便。不像用苦寒药容易损伤胃气，胃腑无热而便秘者勿轻易使用攻法。（方略）

用法 将蜂蜜放在铜器内，用微火煎，时时搅和，不能发焦，等煎至可用手捻作时取下，稍候，趁热做成手指粗，两头尖，长二寸左右的栓状物，用时塞入肛门。

功用 润肠通便。

主治 肠燥津枯便秘证。症见大便艰难，舌燥少津，脉细涩。

附方 猪胆汁导法（《伤寒论》）：将大猪胆一枚，和醋少许，另用一细竹管修削干净，并将一端磨滑，插入肛门，然后将已混合好的胆汁灌入肛中，可润燥通便。

涌吐之剂

（二首　附方六）

汗、吐、下、和，乃治疗之四法。经曰："在上者涌之，其高者因而越之。"故古人治病，用吐法者最多。朱丹溪曰："吐中就有发散之义。"张子和曰："诸汗法古方多有之，惟以吐发汗者，世罕知之。"今人医疗，惟用汗、下、和，而吐法绝置不用，可见时师之阙略。特补涌吐一门，方药虽简，而不可废也。若丹溪四物用四君引吐，又治小便不通，亦用吐法，是又在用者之元神矣。

瓜蒂散痰食实热

[原文]

瓜蒂散仲景中赤小豆，甜瓜蒂炒黄、赤豆，共为末，热水或虀水调，量虚实服。或入藜芦郁金凑。张子和去赤豆加藜芦、防风，一方去赤豆加郁金、韭汁，俱名三圣散。

涌吐之剂

鹅翎探吐，并治风痰。此吐实热与风痰，瓜蒂吐实热，藜芦吐风痰。虚者参芦散一味匀。虚人痰壅不得服瓜蒂者，以参芦代之，或加竹沥。若吐虚烦栀豉汤，仲景，栀子十四枚，豉四合，治伤寒后虚烦。剧痰乌附尖方透。丹溪治许白云，用瓜蒂、栀子、苦参、藜芦，屡吐不透，后以浆水和乌附尖服，始得大吐。古人尚有烧盐方，一切积滞功能奏。烧盐热汤调服，以指探吐，治霍乱、宿食、冷痛症。《千金》曰：凡病宜吐，大胜用药。

[白话解] 瓜蒂散由瓜蒂、赤小豆组成，用豆豉煎汤服用。若去掉赤小豆加入藜芦、防风或者去掉赤小豆加入郁金、韭汁，都名为"三圣散"。方中瓜蒂主治吐实热，藜芦主治吐风痰，若老年人或体质虚弱者，应去掉瓜蒂用人参芦头代替。若治疗伤寒后虚烦，当用栀子、香豉组成的栀子豉汤；若使患者大吐吐透，当再用乌头、地浆水组成的乌附尖方。古人还有烧盐方，治疗一切积滞皆能奏效。（方略）

用法 共研细末，每次 1～3 克，以淡豆豉 9 克煎汤送服。不吐者，用洁净翎毛探喉催吐。

功用 涌吐痰涎宿食。

主治 痰涎宿食，壅滞胸脘证。症见胸中痞硬，气上冲咽喉不得息，寸脉微浮。

附方

（1）三圣散（《儒门事亲》）：防风　瓜蒂各三两　藜芦或一两，或半两，或一分，共研粗末，水煎，徐徐服之，以吐为度，不必尽剂。功用：涌吐风痰。主治：中风闭证。症见失音闷乱，口眼歪斜，或不省人事，牙关紧闭，脉浮滑实者。

（2）栀子豉汤（《伤寒论》）：栀子十四枚　香豉四合，水煎服。功用：清热除烦。主治：身热懊憹，虚烦不眠，胸脘痞满，按之软而不硬，嘈杂似饥，但不欲食，舌红，苔微黄者。

（3）乌附尖方：乌头和地浆水（在土地上掘一坑，将水倒入，搅拌后澄清，取上层清水即得，有解毒作用）煎服。功用：涌吐痰涎。主治：寒痰食积，壅塞上焦者。

（4）烧盐方（《备急千金要方》）：食盐。将盐用开水调成饱和盐汤，每服 2000 毫升，服后探吐，以吐尽宿食为度。功用：涌吐宿食。主治：宿食停滞，霍乱，欲吐不得吐，欲泻不得泻，心烦满者。

稀涎散 吐中风痰

[原文]

稀涎散，严用和皂角白矾班，皂角四挺（去皮弦，炙），白矾一两，为末，每服五分。白矾酸苦涌泄，能软痰疾；皂角辛酸通窍，专制风木。此专门之兵也，初中风时宜用之。或益藜芦微吐间。风中痰升人眩仆，当先服此通其关。令微吐稀涎，续进他药。通关散用细辛皂，角为末。吹鼻得嚏保生还。卒中者用此吹鼻，有嚏者可治，无嚏为肺气已绝。

[白话解] 稀涎散由皂角、白矾组成，若加入藜芦可使患者微吐。中风、痰涎壅盛或倒仆不省者，当先服用此方通关开窍。通关散由皂角、细辛组成，研成细末，吹入患者鼻中，有喷嚏者可救治生还。（方略）

用法 共研细末，每服 1.5～4.5 克，温水调下。

功用 开关涌吐。

主治 中风闭证。症见痰涎壅盛，喉中痰声辘

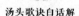

辘，气闭不通，心神瞀闷，四肢不收，或倒仆不省，或口角似歪，脉滑实有力者。

　　附方　通关散（《丹溪心法附余》）：用皂角、细辛共研细末，吹入鼻中。功用：通关开窍。主治：突然昏倒，气闭不通的实证。

和解之剂

(九首　附方五)

小柴胡汤和解

[原文]

小柴胡汤仲景和解供，半夏人参甘草从。更用黄芩并姜枣，少阳百病此为宗。柴胡八两，半夏半升，人参、甘草、黄芩、生姜各三两，大枣十二枚。治一切往来寒热，胸满胁痛，心烦喜呕，口苦耳聋，咳渴悸利，半表半里之证。属少阳经者，但见一症即是，不必悉具。胆府清净，无出无入，经在半表半里，法宜和解。柴胡升阳达表，黄芩退热和阴，半夏祛痰散逆，参、草辅正补中，使邪不得复传入里也。

[白话解] 小柴胡汤用来和解少阳。此方由柴胡、半夏、人参、甘草、黄芩、生姜、大枣组成，是主治少阳百病的代表方剂。（方略）

用法 水煎服。

功用 和解少阳。

主治 （1）伤寒少阳证。症见往来寒热，胸胁苦满，默默不欲饮食，心烦喜呕，口苦，咽干，目眩，舌苔薄白，脉弦者。

（2）妇人伤寒，热入血室，以及疟疾、黄疸与内伤杂病而见少阳证者。

四逆散<small>阳邪热厥</small>

[原文]

四逆散仲景里用柴胡，芍药枳实甘草须。柴胡、芍药炒、枳实麸炒、甘草炙，等份。此是阳邪成厥逆，阳邪入里，四肢逆而不温。敛阴泄热平剂扶。芍药敛阴，枳实泄热，甘草和逆，柴胡散邪，用平剂以和解之。

[白话解] 四逆散由柴胡、芍药、枳实、炙甘草组成。主治阳郁厥逆证，此平和之剂有敛阴泄热之功。（方略）

用法 水煎服。

功用 透邪解郁，疏肝理脾。

主治 （1）阳郁厥逆证。症见手足不温，或身

46

微热，或咳，或悸，或小便不利，脉弦。

（2）肝脾不和证。症见胁肋胀痛，脘腹疼痛，或泄利下重，脉弦等。

黄连汤升降阴阳

[原文]

黄连汤仲景内用干姜，半夏人参甘草藏。更用桂枝兼大枣，寒热平调呕痛忘。黄连（炒）、干姜（炮）、甘草、桂枝各三两，人参二两，半夏半升，大枣十二枚。治胸中有热而欲呕，胃中有寒而作痛，或丹田有热，胸中有寒者，仲景亦用此汤。

按：此汤与小柴胡汤同义，以桂枝易柴胡，以黄连易黄芩，以干姜易生姜，余药同，皆是和解之义。但小柴胡汤属少阳药，此汤属太阳、阳明药也。

[白话解] 黄连汤由黄连、干姜、半夏、人参、甘草、桂枝、大枣组成，能平调寒热、和胃降逆，解除呕吐、腹痛等症。（方略）

用法 水煎服。

功用 平调寒热，和胃降逆。

主治 胸中有热，胃中有寒证。症见胸中烦闷，欲呕吐，腹中痛，或肠鸣泄泻，舌苔白滑，脉弦。

黄芩汤 太阳、少阳合病下利

[原文]

黄芩汤仲景用甘芍并，二阳合利枣加烹。治太阳、少阳合病，下利。黄芩三两，芍药、甘草各二两，枣十二枚。阳邪入里，故以黄芩彻其热，甘草、大枣和其太阴。此方遂为治痢祖，后人加味或更名。利，泄泻也；痢，滞下也。仲景本治伤寒下利，《机要》用此治痢，更名黄芩芍药汤。洁古治痢，加木香、槟榔、大黄、黄连、当归、官桂，名芍药汤。再加生姜与半夏，名黄芩加生姜半夏汤，仲景。前症兼呕此能平。单用芍药与甘草，炙，等份，名芍药甘草汤，仲景。散逆止痛能和营。虞天民曰：白芍不惟治血虚，兼能行气。腹痛者，营气不和，逆于内里，以白芍行营气，以甘草和逆气，故治之也。

[白话解] 黄芩汤由黄芩、甘草、芍药组成，加上大枣用来治疗太阳少阳合病下利证，此方就成为"治痢祖方"。后人加减药味就更换了不同的名称。

本方加生姜、半夏（名为"黄芩加生姜半夏汤"），主治黄芩汤证兼见呕吐痰水。若单用芍药和甘草（名为"芍药甘草汤"），能散逆止痛和营血。（方略）

用法 水煎服。

功用 和解清肠止痢。

主治 太阳、少阳合病下利证。症见泄泻，或下痢脓血，身热不恶寒，心下痞，腹痛，口苦，舌红苔腻，脉弦数。

附方

（1）黄芩加生姜半夏汤（《伤寒论》）：黄芩汤加半夏三钱　生姜三片，水煎服。功用：清热止利，降逆止呕。主治：黄芩汤证兼见呕吐痰水者。

（2）芍药甘草汤（《伤寒论》）：芍药三两　甘草二两。功用：缓急止痛。主治：胃气不和腹中痛，或误汗后脚挛急等。

逍遥散 解郁调经

［原文］

逍遥散《局方》用当归芍，柴苓术草加姜薄。柴胡、当归（酒拌）、白芍（酒炒）、白术（土炒）、茯苓各一钱，甘草（炙）五分，加煨姜、薄荷煎。散郁除蒸功最奇，肝虚则血病，归、芍养血平肝；木盛则土衰，术、草和中补土，柴胡升阳散热，茯苓利湿宁心，生姜暖胃祛痰，薄荷消风理血。《医贯》曰：方中柴胡、薄荷二味最妙。盖木喜风摇，寒即摧萎，温即发生，木郁则火郁，火郁则土郁，土郁则金郁，金郁则水郁。五行相因，自然之理也。余以一方治木郁，而诸郁皆解，逍遥散是也。调经八味丹栀著。加丹皮、栀子名八味逍遥散，治肝伤血少。

[**白话解**] 逍遥散由当归、白芍、柴胡、茯苓、白术、炙甘草、生姜、薄荷组成，散郁除蒸功效奇特。本方加上牡丹皮、栀子名为"八味逍遥散"，主治肝郁血虚有热所致的月经不调及经期吐衄。（方略）

用法 共研细末，每服 6～9 克，加煨姜、薄荷少许共煎汤温服，每日 3 次；亦可作汤剂，用量按原方比例酌定；亦有丸剂，每服 6～9 克，每日2 次。

功用 疏肝解郁，养血健脾。

主治 肝郁血虚脾弱证。症见两胁作痛，头痛目眩，口燥咽干，神疲食少，或月经不调，乳房胀痛，脉弦而虚。

附方 八味逍遥散（《内科摘要》）：即逍遥散加丹皮、栀子组成，又名"加味逍遥散"或"丹栀逍遥散"。功用：养血健脾，疏肝清热。主治：肝郁血虚生热证。症见潮热晡热，烦躁易怒，或自汗盗汗，或头痛目眩，或颧赤口干，或月经不调，少腹作痛，或小腹坠胀，或小便涩痛，舌红苔薄黄，脉弦虚数。

藿香正气散 治一切不正之气

［原文］

藿香正气散，《局方》大腹苏，甘桔陈苓术朴俱。夏曲白芷加姜枣，感伤外感、内伤岚瘴并能驱。藿香、大腹皮、紫苏、茯苓、白芷各三两，陈皮、白术（土炒）、厚朴（姜汁炒）、半夏曲、桔梗各二两，甘草一两。每服五钱，加姜、枣煎。藿香理气和中，辟秽止呕；苏、芷、桔梗散寒利膈，以散表邪；腹、朴消满，陈、夏除痰以疏里滞；苓、术、甘草益脾去湿，以辅正气。正气通畅，则邪逆自已矣。

[白话解] 藿香正气散由藿香、大腹皮、紫苏、炙甘草、苦桔梗、陈皮、茯苓、白术、厚朴组成，加上半夏曲、白芷、生姜、大枣加水煎煮或作丸剂服用，能治疗外感风寒、内伤湿滞、霍乱及山岚瘴疟所致之疫病。（方略）

用法 共研细末，每次6克，以生姜、大枣煎汤送服；亦可作丸剂，每服6~9克，每日2次。

功用 解表化湿，理气和中。

主治 外感风寒，内伤湿滞证。症见霍乱吐泻，发热恶寒，头痛，胸膈满闷，脘腹疼痛，舌苔白腻，以及山岚瘴疟等。

六和汤 调和六气

[原文]

六和汤，《局方》藿朴杏砂呈，半夏木瓜赤茯并。术参扁豆同甘草，姜枣煎之六气平。藿香、厚朴、杏仁、砂仁、半夏、木瓜、赤茯苓、白术、人参、扁豆、甘草，加姜、枣煎，能御风、寒、暑、湿、燥、火六气，故名曰六和。藿香、杏仁理气化食，参、术、陈、夏补正匡脾，豆、瓜祛暑，赤茯行水。大抵以理气健脾为主，脾胃既强，则诸邪不能干矣。或益香薷或苏叶，伤寒伤暑用须明。伤寒加苏叶，伤暑加香薷。

[白话解] 六和汤由藿香、厚朴、杏仁、砂仁、半夏、木瓜、赤茯苓、人参、白扁豆和炙甘草组成，加生姜、大枣水煎服，能祛暑化湿、健脾和胃。是加上香薷还是加上苏叶，必须辨明是治疗伤寒还是伤暑。伤寒加苏叶，伤暑加香薷。（方略）

用法 加生姜三片，大枣一枚，水煎服。

功用 祛暑化湿，健脾和胃。

主治 夏日外感风寒，湿伤脾胃证。症见霍乱吐泻，倦怠嗜卧，胸膈痞闷，头目昏痛，身体困倦，恶寒发热，口微渴，舌苔白滑者。

清脾饮 温疟

[原文]

清脾饮严用和用青朴柴，芩夏甘苓白术偕。更加草果姜煎服，热多阳疟此方佳。青皮、厚朴（醋炒）、柴胡、黄芩、半夏（姜制）、甘草（炙）、茯苓、白术（土炒）、草果（煨），加姜煎。疟不止，加酒炒常山一钱，乌梅二个；大渴，加麦冬、知母。疟疾，一名脾寒，盖因脾胃受伤者居多。此方乃加减小柴胡汤从温脾诸方而一变也。青、柴平肝破滞，朴、夏平胃祛痰，芩、苓清热利湿，术、草补脾调中，草果散太阴积寒，除痰截疟。

[白话解] 清脾饮由青皮、厚朴、柴胡、黄芩、半夏、茯苓、甘草、白术、草果组成，加生姜水煎服，治疗热重寒轻、疟疾痰湿内遏证，此方最妙。（方略）

用法 加生姜三片，于发作前 2 小时水煎服。

功用 清热祛湿，化痰截疟。

主治 温疟证。症见热重寒轻，口苦心烦，胸膈满闷，小便黄赤，舌苔黄腻，脉弦滑数。

痛泻要方 痛泻

[原文]

痛泻要方刘草窗陈皮芍，防风白术煎丸酌。白术（土炒）三两，白芍（酒炒）四两，陈皮（炒）两半，防风一两，或煎或丸，久泻加升麻。补土泻木理肝脾，陈皮理气补脾，防、芍泻木益土。若作食伤医便错。吴鹤皋曰：伤食腹痛，得泻便减，今泻而痛不减，故责之土败木贼也。

[**白话解**] 痛泻要方由陈皮、白芍、防风、白术四味药组成，水煎或做丸斟酌服用，有补脾泻肝之功效。若做伤食医方便不妥当。（方略）

用法 共研粗末，水煎或丸服。

功用 补脾泻肝，缓痛止泻。

主治 脾虚肝旺之痛泻证。症见肠鸣腹痛，大便泄泻，泻必腹痛，舌苔薄白，脉两关不调，左弦而右缓。

表里之剂

(八首 附方五)

大柴胡汤 发表攻里

[原文]

大柴胡汤仲景用大黄,枳实芩夏白芍将。煎加姜枣表兼里,妙法内攻并外攘。柴胡八两,大黄二两,枳实四枚,半夏半升,黄芩、芍药各三两,生姜二两,大枣十二枚。治阳邪入里,表证未除,里证又急者。柴胡解表,大黄、枳实攻里,黄芩清热,芍药敛阴,半夏和胃止呕,姜、枣调和营卫。按本方、次方治少阳阳明,后方治太阳阳明,为不同。柴胡加芒硝汤义亦尔,小柴胡汤加芒硝六两,仲景。仍有桂枝加大黄汤。仲景桂枝汤内加大黄一两,芍药三两,治太阳误下,转属太阴,大实痛者。

[白话解]

大柴胡汤由大黄、柴胡、枳实、黄芩、半夏、芍药组成,加上生姜、大枣煎服,能表里双解,是内泄热结、外解少阳的好方法。柴胡加

芒硝汤（《伤寒论》）的作用也是如此，桂枝加大黄汤（《伤寒论》）的作用也与此相同。（方略）

用法 水煎2次，去滓再煎，分2次温服。

功用 和解少阳，内泄热结。

主治 少阳、阳明合病。症见往来寒热，胸胁苦满，呕不止，郁郁微烦，心下满痛或心下痞硬，大便不解或协热下利，舌苔黄，脉弦有力。

附方

（1）柴胡加芒硝汤（《伤寒论》）：由小柴胡汤加芒硝六两组成。水煎服。功用：和解少阳，内泻热结。主治：小柴胡汤证，而有腹中坚，大便燥结之症。或治大柴胡汤证误用泻下，肠津已伤，而里实未解者。

（2）桂枝加大黄汤（《伤寒论》）：桂枝汤加芍药三两　大黄一两组成。水煎服。功用：外解太阳，内泄热结。主治：太阳病误下后，邪陷太阴，表证未解，腹满疼痛，大便燥结者。

防风通圣散 表里实热

[原文]

防风通圣散，河间大黄硝，荆芥麻黄栀芍翘。甘桔芎归膏滑石，薄荷芩术力偏饶。表里交攻阳热盛，外科疮毒总能消。大黄（酒蒸）、芒硝、防风、荆芥、麻黄、黑栀、白芍（炒）、连翘、川芎、当归、薄荷、白术各五钱，桔梗、黄芩、石膏各一两，甘草二两，滑石三两，加姜、葱煎。荆、防、麻黄、薄荷发汗而散热搜风，栀子、滑石、硝、黄利便而降火行水，芩、桔、石膏清肺泻胃，川芎、归、芍养血补肝，连翘散气聚血凝，甘、术能补中燥湿，故能汗不伤表，下不伤里也。

[白话解] 防风通圣散由防风、大黄、芒硝、荆芥、麻黄、栀子、白芍、连翘、甘草、川芎、当归、石膏、滑石组成，薄荷、黄芩、白术偏重于疏风解表，此方对外有风邪、内有蕴热、表里俱实之证及疮疡肿毒者的治疗皆有疗效。（方略）

用法 共研粗末，每次9克，加生姜3片，水煎服；或作丸剂，每次6克，每日2次。

功用 疏风解表，泄热通里。

主治 风热壅盛，表里俱实证。症见憎寒壮热，头目昏眩，目赤睛痛，口苦咽干，咽喉不利，胸膈痞闷，咳呕喘满，涕唾稠黏，大便秘结，小便赤涩，舌苔黄腻，脉数有力。并治疮疡肿毒，肠风痔漏，丹斑瘾疹等。

五积散 解散表里

［原文］

五积散《局方》治五般积，寒积、食积、气积、血积、痰积。麻黄苍芷芍归芎。枳桔桂姜甘茯朴，陈皮半夏加姜葱。当归、川芎、白芍、茯苓、桔梗各八分，苍术、白芷、厚朴、陈皮各六分，枳壳七分，麻黄、半夏各四分，肉桂、干姜、甘草各三分，重表者用桂枝。桂、麻解表散寒，甘、芍和里止痛，苍、朴平胃，陈、夏消痰，芎、归养血，茯苓利水，姜、芷祛寒湿，枳、桔利膈肠。一方统治多病，惟善用者，变而通之。陈桂枳陈余略炒，三味生用，余药微炒，名熟味五积散。熟料尤增温散功。温中解表祛寒湿，散痞调经用各充。陶节庵曰：凡阴证伤寒，脉浮沉无力者，均当服之，亦可加附子。

[白话解] 五积散治五积证，此方由麻黄、苍术、白芷、当归、芍药、川芎、枳壳、桔梗、肉桂、干姜、炙甘草、茯苓、厚朴、陈皮、半夏加上生姜、葱白组成。方中除了肉桂、枳壳、陈皮外其余略炒为黄色即熟料五积散，更具温散之特性。此方温里祛寒、祛湿解表、消除痞满、调经止痛功效显著。（方略）

用法 共研粗末，每服 9 克，加生姜煎汤热服。

功用 发表温里，顺气化痰，活血消积。

主治 外感风寒，内伤生冷证。症见身热无汗，头痛身疼，项背拘急，胸满恶食，呕吐腹痛，以及妇女气血不和，心腹疼痛，月经不调等。

附方 熟料五积散（《医学入门》）：若将五积散方中去肉桂、枳壳、陈皮，余药炒成黄色，研为粗末，名为"熟料五积散"，更具温散之性。

葛根黄芩黄连汤 太阳阳明证，解表消里

[原文]

葛根黄芩黄连汤，仲景甘草四般治二阳。治太阳

桂枝证，医误下之，邪入阳明，协热下利，脉促，喘而汗出者，葛根八两，炙草、黄芩各二两，黄连三两。解表清里兼和胃，喘汗自利保平康。成无己曰：邪在里，宜见阴脉，促为阳盛，知表未解也。病有汗出而喘者，为邪气外甚，今喘而汗出，为里热气逆，与此方散表邪、清里热。脉数而止曰促，用葛根者，专主阳明之表。

[白话解] 葛根黄芩黄连汤由葛根、黄芩、黄连、炙甘草四种药物组成，主治太阳阳明证（表证未解，热邪入里），解表清里，和中调胃，能使喘而汗出、泻痢之人恢复安康。（方略）

用法 水煎服。

功用 解表清里。

主治 表证未解，热邪入里证。症见身热，下利臭秽，肛门灼热，胸脘烦热，口干作渴，或喘而汗出，舌红苔黄，脉数或促。

参苏饮 内伤外感

[原文]

参苏饮元戎内用陈皮，枳壳前胡半夏宜。干葛木香甘桔茯，内伤外感此方推。人参、紫苏、前胡、半夏（姜制）、干葛、茯苓各七钱半，陈皮、枳壳（麸炒）、桔梗、木香、甘草各二钱。每服二钱，加姜、枣煎。治外感内伤，发热头痛，呕逆咳嗽，痰眩风泻。外感重者，去枣加葱白。苏、葛、前胡解表，参、苓、甘草补中，陈皮、木香行气破滞，半夏、枳、桔利膈祛痰。参前若去芎柴入，饮号芎苏治不差。去人参、前胡，加川芎、柴胡，名芎苏饮，不服参者宜之。香苏饮《局方》仅陈皮草，感伤内外亦堪施。香附（炒）、紫苏各二钱，陈皮去白一钱，甘草七分，加姜、葱煎。

[白话解] 参苏饮由人参、紫苏、陈皮、枳壳、前胡、半夏、葛根、木香、甘草、桔梗、茯苓组成，治疗外感内伤推荐此方。本方若去掉人参、前胡，加入川芎、柴胡，用姜枣同煎，方剂的名字为"芎苏饮"（《澹寮集验秘方》），其治疗效果亦不错。香苏饮（《太平惠民和剂局方》）除香附、紫苏叶外只加陈皮、炙甘草两味药，治疗内伤外感亦值得运用。（方略）

用法 加生姜三片，大枣三枚，水煎服。

功用 益气解表，理气化痰。

主治 虚人外感风寒，内有痰饮证。症见恶寒发热，无汗，头痛，鼻塞，咳嗽痰白，胸膈满闷，倦怠无力，气短懒言，舌苔白，脉弱。

附方

（1）芎苏饮（《澹寮集验秘方》）：参苏饮去人参、前胡，加川芎、柴胡，用姜枣同煎。水煎服。功用：理气解表，散风止痛。主治：感受风寒，外有发热头痛恶寒，内有咳嗽吐痰等。

（2）香苏饮（《太平惠民和剂局方》）：香附紫苏叶各二钱　炙甘草七分　陈皮去白一钱，加姜、葱，水煎服。功用：理气解表。主治：四时瘟疫伤寒。

茵陈丸 汗吐下兼行

［原文］

茵陈丸《外台》用大黄硝，龟甲常山巴豆邀。杏仁栀豉蜜丸服，汗吐下兼三法超。时气毒疠及疟痢，一丸两服量病调。茵陈、芒硝、龟甲（炙）、栀子各二两，大黄五两，常山、杏仁（炒）各三两，巴豆一两（去心皮，炒），豉五合，蜜丸梧子大。每服一九，或吐、或汗、或利，不应，再服一九，不应以热汤投之。栀子、淡豉，栀子豉汤也，合常山可以涌吐，合杏仁可以解肌。大黄、芒硝，承气汤也，可以荡热去实，合茵陈可以利湿退黄，加巴豆大热以祛脏腑积寒，加龟甲滋阴以退血分寒热。此方备汗、吐、下三法，虽云劫剂，实是佳方。

[白话解] 茵陈丸由茵陈、大黄、芒硝、龟甲、常山、巴豆、杏仁、栀子、豆豉组成，用白蜜做药丸服用，有汗吐下兼备的高超疗效，治疗时行毒疠、疟疾、痢疾等证，每次 1 丸，每日 2 次，可以依据病情调整剂量。（方略）

用法 共研细末，炼蜜为丸，每次 6~9 克，每日 2 次；亦可作汤剂，用量按原方比例酌定。

功用 发表散邪，攻下涌吐，泄热荡实。

主治 里实兼表证，如时行毒疠、疟疾、黄疸、痢疾等。症见身热心烦，口渴咽燥，胸脘满闷，大便秘结；或黏腻不爽，赤白相间，肛门灼热，小便赤涩；或一身面目俱黄，黄色鲜明，舌红苔黄腻，脉滑数。

大羌活汤 （伤寒两感）

[原文]

大羌活汤即九味，己独知连白术暨。即九味羌活汤加防己、独活、黄连、白术、知母各一两，余药各三钱，每服五钱。散热培阴表里和，伤寒两感差堪慰。两感伤寒：一曰太阳与少阴俱病，二曰阳明与太阴俱病，三曰少阳与厥阴俱病。阴阳表里，同时俱病，欲汗则有里证，欲下则有表证。经曰：其两感于寒者，必死。仲景无治法，洁古为制此方，间有生者。羌、独、苍、防、细辛，以散寒发表；芩、连、防己、知母、芎、地，以清里培阴；白术、甘草，以固中和表里。

[白话解] 大羌活汤即九味羌活汤，又加防己、独活、知母、黄连、白术而成。具有清热滋阴、表里同治之功效，既有伤寒表证又有里证者均可使用。（方略）

用法 水煎服。

功用 发汗解表，清热养阴。

主治 外感风寒湿邪，兼有里热证。症见恶寒发热，头痛项强，肢体沉重疼痛，口干烦满而渴，舌质红苔黄而干，脉细数。

三黄石膏汤 解表清里

[原文]

三黄石膏汤芩柏连，栀子麻黄豆豉全。姜枣细茶煎热服，寒因热用。表里三焦热盛宣。石膏两半，黄芩、黄连、黄柏各七钱，栀子三十个，麻黄、淡豉各二合，每服一两，姜三片、枣二枚、茶一撮，煎热服。治表里三焦大热，谵狂，斑衄，身目俱黄。黄芩泻上焦，黄连泻中焦，黄柏泻下焦，栀子通泻三焦之火以清里，麻黄、淡豉散寒发汗而解表，石膏体重能泻肺胃之火，气轻亦能解肌也。

[白话解] 三黄石膏汤由黄连、黄柏、黄芩、石膏、栀子、麻黄、淡豆豉组成，加生姜、大枣、细茶叶一撮，水煎热服，能发汗解表、宣散三焦里热实火。（方略）

用法 加生姜三片、大枣两枚、细茶一撮，水煎服。

功用 清热解毒，发汗解表。

消补之剂

（七首　附方六）

平胃散 利湿散满

[原文]

平胃散《局方》是苍术朴，陈皮甘草四般药。苍术（泔浸）二钱，厚朴（姜汁炒）、陈皮（去白）、甘草（炙）各一钱，姜、枣煎。除湿散满驱瘴岚，调胃诸方从此扩。苍术燥湿强脾，厚朴散满平胃，陈皮利气行痰，甘草和中补土，泄中有补也。或合二陈名平陈汤，治痰或五苓，名胃苓汤，治泻。硝黄麦曲均堪著。加麦芽、神曲消食，加大黄、芒硝消积。若合小柴胡名柴平，汤。煎加姜枣能除疟。又不换金正气散，即是此方加夏藿。半夏、藿香。

[白话解] 平胃散由苍术、厚朴、陈皮、炙甘草四味药物组成。具有除湿散满、驱除瘴气之邪的功效。调胃的各种方剂皆从此扩展而来。或合二陈

汤为平陈汤（《病因脉治》），或合五苓散为胃苓汤（《丹溪心法》），本方加入麦芽、神曲即加味平胃散（《丹溪心法》）。本方合小柴胡汤即柴平汤（《景岳全书》），加姜枣煎服能除湿疟。还有不换金正气散，即本方加藿香、半夏而组成。（方略）

用法 共研细末，每服6克，生姜、大枣煎汤送下。

功用 燥湿运脾，行气和胃。

主治 湿滞脾胃证。症见脘腹胀满，不思饮食，口淡无味，恶心呕吐，嗳气吞酸，肢体沉重，怠懒嗜卧，常多自利，舌苔白腻而厚，脉缓。

附方

（1）平陈汤（《病因脉治》）：即平胃散合二陈汤，水煎服。功用：燥湿健脾，理气化痰。主治：痰湿中阻，脾胃不和证。症见胸膈痞闷，不思饮食，恶心呕吐，咳嗽等。

（2）胃苓汤（《丹溪心法》）：即平胃散合五苓散，水煎服。功用：祛湿和胃，行气利水。主治：夏秋之间，脾胃伤湿，停饮夹食，浮肿泄泻的实证。

（3）加味平胃散（《丹溪心法》）：即平胃散加麦芽、神曲，水煎服。功用：燥湿散满，消食和胃。主治：湿滞脾胃，宿食不消证。症见脘腹胀满，不思饮食，嗳腐吞酸。若大便秘结，可再加大黄、芒硝。

（4）柴平汤（《景岳全书》）：即平胃散合小柴胡汤，水煎服。功用：和解少阳，祛湿和胃。主治：湿疟证。症见一身尽痛，手足沉重，寒多热少，脉濡等。

（5）不换金正气散（《太平惠民和剂局方》）：即平胃散加藿香、半夏各等份，共研粗末，每服6～9克，生姜三片，大枣两枚煎汤送服。功用：行气化湿，和胃止呕。主治：四时伤寒瘴疫时气。症见腰背拘急，咳嗽痰涎，霍乱吐泻等。

保和丸饮食触伤

[原文]

保和丸神曲与山楂，苓夏陈翘菔音卜子加。曲糊为丸麦芽汤下，亦可方中用麦芽。山楂（去核）三两，

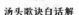

神曲、茯苓、半夏各一两，陈皮、菔子（微炒）、连翘各五钱。山楂消肉食，麦芽消谷食，神曲消食解酒，菔子下气制曲，茯苓渗湿，连翘散结，陈、夏健脾化痰。此内伤而气未病者，故但以和平之品消而化之，不必攻补也。大安丸内加白术，二两。消中兼补效堪夸。

[白话解] 保和丸由神曲、山楂，加上茯苓、半夏、陈皮、连翘、炒莱菔子组成。用神曲煮糊和成丸子用炒麦芽煎汤服下，也可以在方中加入麦芽。大安丸（《丹溪心法》）即本方加上白术，消中兼补疗效值得夸赞。（方略）

用法 共研细末，水泛为丸，每服 6～9 克，温开水送下；亦可作汤剂，用量按原方比例酌定。

功用 消食和胃。

主治 食积证。症见脘腹痞满胀痛，嗳腐吞酸，恶食呕吐，或大便泄泻，舌苔厚腻，脉滑。

附方 大安丸（《丹溪心法》）：即保和丸加白术二两，用法同保和丸。功用：消食健脾。主治：饮食不消，气虚邪微，以及小儿食积兼脾虚者。

大安丸较保和丸多白术一味，消中兼补，适用于食积兼有脾虚者，小儿食积用之尤宜。而保和丸但消不补，宜于食积内停，正气未伤者。

健脾丸 补脾消食

[原文]

健脾丸参术与陈皮，枳实山楂麦蘖芽随。曲糊作丸米饮下，消补兼行胃弱宜。人参、白术（土炒）各二两，陈皮、麦芽各一两，山楂两半，枳实（麸炒）三两。陈皮、枳实理气化积，山楂消肉食，曲、麦消谷食，人参、白术益气强脾。枳术丸洁古亦消兼补，白术（土炒）、枳实（麸炒）等份。荷叶烧饭上升奇。荷叶包陈米饭，煨干为丸，引胃气及少阳甲胆之气上升。

[白话解] 健脾丸由人参、炒白术、陈皮、炒枳实、山楂、炒麦芽组成，用神曲煮糊做成丸药用米汤服下，既消除食积又健脾开胃，适合脾胃虚弱之人服用。枳术丸也具有消补兼施之功效，用荷叶烧饭做成药丸，是取其养脾胃而升发清气之功。（方略）

用法 共研细末，神曲煮糊为丸，每次 9 克，米汤或温开水送下；亦可作汤剂，用量按原方比例酌定。

功用 健脾消食。

主治 脾虚食积证。症见食少难消，脘腹痞闷，体倦少气，舌淡苔白，脉虚弱。

附方 枳术丸（《内外伤辨惑论》引张元素方）：枳实一两　白术二两，共研细末，糊丸，每服6～9克，荷叶煎汤或温开水送服；亦可作汤剂，用量按原方比例酌定。功用：健脾消痞。主治：脾虚气滞食积证。症见胸脘痞满，不思饮食，食亦不化，舌淡苔白，脉弱。

参苓白术散 补脾

[原文]

参苓白术散扁豆陈，山药甘莲砂薏仁。数药利气强脾。桔梗上浮载药上行兼保肺，恐燥上僭。枣汤调服益脾神。人参、茯苓、白术（土炒）、陈皮、山药、甘草（炙）各一斤，扁豆（炒）十二两，莲肉（炒）、砂仁、苡仁（炒）、桔梗各半斤。共为末，每服二钱，枣汤或米饮调下。

[白话解] 参苓白术散由人参、茯苓、白术、

白扁豆、陈皮、山药、炙甘草、莲子肉、砂仁、薏苡仁组成，加入桔梗可宣散利气，又载药上行达于上焦以补益肺气，用大枣煎汤送服，有补养脾气的功能。（方略）

用法 共研细末，每次 6 克，大枣煎汤调服。

功用 益气健脾，渗湿止泻。

主治 脾虚夹湿证。症见食少便溏，或泻或吐，胸脘闷胀，四肢乏力，形体消瘦，面色萎黄，舌淡苔腻，脉虚缓。

枳实消痞丸 固脾消痞

［原文］

枳实消痞丸，东垣四君全，麦芽夏曲朴姜连。蒸饼糊丸消积满，清热破结补虚痊。枳实（麸炒）、黄连（姜汁炒）各五钱，人参、白术（炒）、麦芽（炒）、半夏曲、厚朴（姜汁炒）、茯苓各三钱，甘草（炙）、干姜各二钱。黄连、枳实治痞君药，麦、夏、姜、朴温胃散满，参、术、苓、草燥湿补脾，使气足脾运，痞乃化也。

［白话解］枳实消痞丸用四君子（人参、白术、

茯苓、炙甘草）汤，还有枳实、麦芽、半夏曲、厚朴、干姜、黄连组成，蒸饼糊丸服用，有消痞除满、清热破结、补虚之功效。（方略）

用法 共研细末，水泛小丸或糊丸，每服6~9克，饭后温开水送下；亦可作汤剂，用量按原方比例酌定。

功用 消痞除满，健脾和胃。

主治 脾虚气滞，寒热错杂证。症见心下痞满，不欲饮食，倦怠乏力，大便不调，苔腻微黄，脉弦。

鳖甲饮子 疟母

［原文］

鳖甲饮子严氏治疟母，久疟不愈，中有积癖。甘草芪术芍芎偶。草果槟榔厚朴增，乌梅姜枣同煎服。鳖甲（醋炙）、黄芪、白术（土炒）、甘草、川芎、白芍（酒炒）、草果（面煨）、槟榔、厚朴等份，姜三片、枣二枚，乌梅少许煎。鳖甲属阴入肝，退热散结为君，甘、陈、芪、术助阳补气，川芎、白芍养血和阴，草果温胃，槟榔破积，厚朴散满，甘草和中，乌梅酸敛，姜、枣和营卫。

[白话解] 鳖甲饮子主治疟母（疟疾日久不愈，顽痰夹瘀结于胁下所形成的痞块），本方由醋炙鳖甲、甘草、炙黄芪、土炒白术、酒炒白芍、川芎，加上煨草果、槟榔、厚朴组成，用乌梅、生姜、大枣一起煎煮服用。（方略）

用法 水煎服。

功用 软坚散结，行气活血，祛湿消癥。

主治 疟母。症见疟疾日久不愈，胁下结块，胁腹胀痛，以及癥积结于胁下，腹中疼痛，肌肉消瘦，饮食减少，疲乏无力等。

葛花解酲汤 解酲

[原文]

葛花解酲汤香砂仁，二苓参术蔻青陈。神曲干姜兼泽泻，温中利湿酒伤珍。葛花、砂仁、豆蔻各一钱，木香一分，茯苓、人参、白术（炒）、青皮、陈皮各四分，神曲（炒）、干姜、猪苓、泽泻各五分。专治酒积及吐泻痞塞。砂、蔻、神曲皆能解酒，青皮、木香、干姜行气温中，葛花引湿热从肌肉出，苓、泻引湿热从小便出，益以参、术固其中气也。

[**白话解**] 葛花解醒汤由葛花、木香、砂仁、白茯苓、猪苓、人参、白术、白豆蔻仁、青皮、陈皮、神曲、干姜，加上泽泻组成，有分消酒湿，温中健脾之功效。（方略）

用法 共研细末，每服9克，温开水调下。

功用 分消酒湿，理气健脾。

主治 酒积伤脾证。症见饮酒太过，呕吐痰逆，胸膈痞闷，食少体倦，小便不利，舌苔腻，脉滑。

理气之剂

（十一首　附方七）

补中益气汤 补气升阳

[原文]

补中益气汤，东垣芪术陈，升柴参草当归身。黄芪（蜜炙）钱半，人参、甘草（炙）各一钱，白术（土炒）、陈皮（留白）、归身各五分，升麻、柴胡各三分，加姜、枣煎。表虚者，升麻用蜜水炒用。东垣曰：升、柴味薄性阳，能引脾胃清气行于阳道，以资春气之和；又行参、芪、甘草上行，充实腠理，使卫外为固。凡补脾胃之药，多以升阳补气名之者，此也。虚劳内伤功独擅，亦治阳虚外感因。虚人感冒，不任发散者，此方可以代之，或加辛散药。木香苍术易归术，调中益气畅脾神。除当归、白术，加木香、苍术，名调中益气汤。前方加白芍、五味子，发中有收，亦名调中益气汤。俱李东垣方。

[白话解] 补中益气汤由黄芪、白术、陈皮、升麻、柴胡、人参、炙甘草、当归身组成。本方既

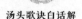

对虚劳内伤有独特疗效，又可治疗阳气虚弱之人感受外邪之证。本方去掉白术、当归身，加入木香、苍术，就是调中益气汤（《脾胃论》），益气健脾功效神奇。（方略）

用法 水煎服。

功用 补中益气，升阳举陷。

主治 （1）脾胃气虚证。症见饮食减少，体倦肢软，少气懒言，面色㿠白，大便稀溏，脉大而虚软。

（2）气虚发热证。症见身热，自汗，渴喜温饮，气短乏力，舌淡，脉虚大无力。

（3）气虚下陷证。症见脱肛、子宫脱垂，久泻，久痢，崩漏等，气短乏力，舌淡，脉虚者。

附方 调中益气汤（《脾胃论》）：即补中益气汤去白术、当归，加木香6克，苍术9克，水煎服。功用：益气健脾，调中祛湿。主治：脾胃气虚，湿阻气滞证。症见胸满短气，饮食减少，四肢倦怠，口不知味，以及食后呕吐等症。

乌药顺气汤 中气

[原文]

乌药顺气汤，严用和芎芷姜，橘红枳桔及麻黄。僵蚕炙草姜煎服，中气厥逆此方详。厥逆痰塞，口噤脉伏，身温为中风，身冷为中气。中风多痰涎，中气无痰涎，以此为辨。许学士云：中气之症，不可作中风治。喻嘉言曰：中风症多挟中气。乌药、橘红各二钱，川芎、白芷、枳壳、桔梗、麻黄各一钱，僵蚕（去绿嘴，炒）、炮姜、炙草各五分，加姜、枣煎。麻、梗、芎、芷发汗散寒，以顺表气；乌、姜、陈、枳行气祛痰，以顺里气。加僵蚕清化消风，甘草协和诸药。古云：气顺则风散，风邪卒中，当先治标也。

[白话解] 乌药顺气汤由乌药、川芎、白芷、炮姜、橘红、炒枳壳、桔梗、麻黄、僵蚕、炙甘草组成，加生姜、大枣水煎服。治疗中气厥逆证，此方完备周详。（方略）

用法 加生姜三片，大枣一枚，水煎服。

功用 顺气，化痰，祛风。

主治 中气厥逆证。症见突然昏厥，不省人事，牙关紧闭，四肢逆冷，脉沉伏等；或中风而见遍身顽麻，骨节疼痛，步履艰难，语言謇涩，口眼㖞斜，喉中气急有痰者。

越鞠丸 六郁

[原文]

越鞠丸丹溪治六般郁，气血痰火湿食因。此六郁也。芎苍香附兼栀曲，气畅郁舒痛闷伸。吴鹤皋曰：香附开气郁，苍术燥湿郁，川芎调血郁，栀子清火郁，神曲消食郁，各等份，曲糊为丸。又湿郁加茯苓、白芷，火郁加青黛，痰郁加星、夏、瓜蒌、海石，血郁加桃仁、红花，气郁加木香、槟榔，食郁加麦芽、山楂，挟寒加吴茱萸。又六郁汤苍芎附，甘苓橘半栀砂仁。苍术、川芎、香附、甘草、茯苓、橘红、半夏、栀子、砂仁，此前方加味，兼治痰郁，看六郁中之重者为君，余药听证加减用之。

[白话解] 越鞠丸用来治疗六种郁证，即气郁、血郁、火郁、湿郁、痰郁、食郁。其方由川芎、苍术、香附，加上栀子、神曲组成，可使气机顺畅、六郁得解、痛闷消除。又有六郁汤（《医学正传》卷二引丹溪方）由苍术、川芎、醋炒香附、甘草、

赤茯苓、橘红、半夏、栀子、砂仁组成，功效与越鞠丸相同。（方略）

用法 共研细末，做成水丸，每服6～9克，温开水送服；亦可作汤剂，用量按原方比例酌定。

功用 行气解郁。

主治 六郁证。症见胸膈痞闷，脘腹胀痛，嗳腐吞酸，恶心呕吐，饮食不消等。

附方 六郁汤（《医学正传》引丹溪方）：川芎醋炒　香附　赤茯苓　橘红　半夏　栀子各一钱　苍术　砂仁　甘草各五分，加生姜三片，水煎服。功用：行气解郁，祛湿化痰。主治：六郁证而以痰郁为重者。

苏子降气汤 降气行痰

〔原文〕

苏子降气汤，《局方》橘半归，前胡桂朴草姜依。下虚上盛痰嗽喘，亦有加参贵合机。苏子、橘红、半夏、当归、前胡、厚朴（姜汁炒）各一钱，肉桂、炙甘草各五分，加姜煎。一方无桂加沉香。苏子、前胡、橘红、半夏降气行痰，气行则痰行也。数药兼能发表，加当归和血，甘草缓中。下虚上盛，故又用官桂引火归元。如气虚者亦有加人参、五味者。

[**白话解**] 苏子降气汤由紫苏子、橘红、半夏、当归、前胡、肉桂、厚朴、炙甘草组成，加生姜一同煎服，可治疗上实下虚、痰涎壅盛之喘咳短气证。也有加入人参，用以大补元气，贵在符合病机。（方略）

用法 共研细末，每服 6～9 克，加生姜两片、大枣一枚、苏叶 2 克同煎，温开水送服。

功用 降气平喘，祛痰止咳。

主治 上实下虚之喘咳证。症见痰涎壅盛，喘咳短气，胸膈满闷，或腰疼脚软，肢体倦怠，或肢体浮肿，舌苔白滑或白腻等。

四七汤 舒郁化痰

[**原文**]

四七汤《三因》理七情气，七气，寒、热、喜、怒、忧、愁、恚也，亦名七气汤。半夏厚朴茯苓苏。半夏（姜汁炒）五钱，厚朴（姜汁炒）三钱，茯苓四钱，紫苏二钱。郁虽由乎气，亦多挟湿挟痰，故以半夏、厚朴除痰散滞，茯苓、苏叶利湿宽中。湿去痰行，郁自除矣。姜枣煎之舒郁结，痰涎呕痛尽能舒。又有《局方》名四七，汤。参桂夏草妙更殊。人参、官桂、半夏各一钱，甘草五分，加姜煎。人参补气，官桂平肝，姜半夏祛痰，甘草和中，并不用利气之药。汤名四七者，以四味治人之七情也。

[白话解] 四七汤主治七情气郁，其方由制半夏、姜制厚朴、茯苓、紫苏叶四味药组成，加生姜、大枣水煎服用，可散结开郁，完全解除痰涎呕痛。附方有局方四七汤（《太平惠民和剂局方》），由人参、肉桂、炙甘草、制半夏组成，治疗七情气郁疗效更好。（方略）

用法 共研粗末，加生姜三片，大枣两枚，水煎服。

功用 行气解郁，降逆化痰。

主治 痰气郁结证。症见咽中如有物阻，咳吐不出，吞咽不下，胸膈满闷，或咳或呕，或攻冲作痛，舌苔白腻，脉弦滑。

附方 局方四七汤（《太平惠民和剂局方》）：人参　肉桂　炙甘草各一两　制半夏五两，共研粗末，每服9克，加生姜三片同煎温服。功用：温中解郁，散结化痰。主治：七情气郁，痰涎结聚，虚冷上气。症见心腹绞痛，不思饮食，胸闷喘急等。

四磨汤 七情气逆

[原文]

四磨汤，严氏亦治七情侵，人参乌药及槟沉。人参、乌药、槟榔、沉香等份。气逆，故以乌药、槟榔而顺之。加参者，恐伤其气也。浓磨煎服调逆气，实者枳壳易人参。去参加入木香枳，五磨饮子白酒斟。白酒磨服，治暴怒卒死，名气厥。

[白话解]

四磨汤也用来治疗七情所伤，其方由人参、乌药、槟榔、沉香组成。四味药磨成浓汁后和水煎服可行气疏肝、降逆宽胸益气。若为体实气足之人，可用枳壳代替人参以加强行气降逆之功。若本方去人参，加入木香、枳实即五磨饮子（《医便》），当用白酒磨汁服用。（方略）

用法 四药磨浓汁后，和水煎服。

功用 行气降逆，宽胸散结。

主治 肝气郁结证。症见胸膈烦闷，上气喘急，心下痞满，不思饮食等。

附方 五磨饮子（《医便》）：即四磨汤去人参，加木香、枳实各等份，用白酒磨汁服。功用：行气降逆。主治：大怒暴厥，或七情郁结证。症见心腹胀痛，或走注攻痛。

四磨汤与五磨饮子均能行气降逆，主治气滞气逆证。但四磨汤兼以益气扶正，邪正兼顾；五磨饮子则全用行气破结之品，力猛势峻，故仅适宜于体壮气实而气结较甚者。

旋覆代赭汤 痞硬噫气

［原文］

旋覆代赭汤，仲景用人参，半夏甘姜大枣临。重以镇逆咸软痞，痞鞕音硬噫音嗳气力能禁。赭石一两，参二两，旋覆、甘草各三两，半夏半升，生姜五两，枣十二枚。旋覆之咸以软坚，赭石之重以镇逆，姜、夏之辛以散虚痞，参、甘、大枣之甘以补胃弱。

[白话解] 旋覆代赭汤由旋覆花、代赭石、人参、半夏、炙甘草、生姜、大枣组成。其方擅长镇气降逆，散结消痞，使痞硬、噫气能完全消除。（方略）

用法 水煎服。

功用 降气化痰，益气和胃。

主治 胃气虚弱，痰浊内阻证。症见心下痞硬，噫气不除，或反胃呕吐，吐涎沫，舌淡苔白滑，脉弦而虚。

绀珠正气天香散 顺气调经

[原文]

绀珠正气天香散，香附干姜苏叶陈。乌药舒郁兼除痛，气行血行自经匀。香附八钱，乌药二钱，陈皮、苏叶各一钱，干姜五分，每服五、六钱。乌、陈入气分而理气，香、苏入血分而利气，干姜兼入气血，用辛温以顺气平肝，气行则血行，经自调而痛自止矣。

[白话解] 罗知悌《绀珠经》所载的正气天香

散，由香附、乌药、干姜、紫苏叶、陈皮组成，乌药有行气解郁、调经止痛之效，可使气行血行，月经恢复正常。（方略）

用法 共研细末，每次 15～18 克，水煎服。

功用 行气解郁，温经散寒。

主治 痛经之气滞寒凝证。症见痛经，少腹坠胀疼痛，月经不调，量少，色暗淡，或有血块，胁肋刺痛，乳房胀痛，舌淡苔白，脉沉迟。

橘皮竹茹汤 胃虚呃逆

［原文］

橘皮竹茹汤治呕呃，参甘半夏枇杷麦。赤茯再加姜枣煎，方由《金匮》此加辟。《金匮》方。橘皮、竹茹各二两，人参一两，甘草五分，生姜半斤，枣三十枚，名橘皮竹茹汤。治哕逆，即呃逆也。后人加半夏、麦冬、赤茯苓、枇杷叶。呃逆由胃火上冲，肝胆之火助之，肺金之气不得下降也。竹茹、枇杷叶清肺和胃而降气，肺金清则肝木自平矣。二陈降痰逆，赤茯泻心火，生姜呕家圣药，久病虚羸，故以参、甘、大枣扶其胃气。

[白话解] 橘皮竹茹汤主治胃热呃逆。此方由橘皮、竹茹、人参、甘草、半夏、枇杷叶、麦冬、赤茯苓、生姜、大枣组成，是严用和在《金匮要略》"橘皮竹茹汤"（橘皮、竹茹、生姜、大枣、人参、甘草）的基础上加枇杷叶、麦冬、赤茯苓、半夏而成。（方略）

用法 共研粗末，每服 9～12 克，加生姜五片、大枣三枚煎服。

功用 降逆止呃，清热和胃。

主治 胃虚有热证。症见呃逆或干呕，口渴，舌红嫩，脉虚数。

丁香柿蒂汤病后寒呃

[原文]

丁香柿蒂汤，严氏人参姜，呃逆因寒中气戕。丁香、柿蒂各二钱，人参一钱，生姜五片。《济生》香蒂仅二味，亦名丁香柿蒂汤，加姜煎。古方单用柿蒂，取其苦温降气；《济生》加丁香、生姜，取其开郁散痰；加参者，扶其胃气也。或加竹橘用皆良。加竹茹、橘红，名丁香柿蒂竹茹汤，治同。

[白话解] 丁香柿蒂汤由丁香、柿蒂、人参、生姜组成，主治胃气虚寒导致的呃逆。严用和《济生方》中的柿蒂汤只有丁香、柿蒂两味药组成，若加入竹茹、橘红即丁香柿蒂竹茹汤，二方均可治胃寒气郁之呃逆，都有良好的疗效。（方略）

用法 水煎服。

功用 温中益气，降逆止呃。

主治 胃寒呃逆证。症见呃逆不已，胸脘痞满，舌淡苔白，脉沉迟。

附方

（1）柿蒂汤（《济生方》）：丁香　柿蒂各一两，共研粗末，每服 12 克，加生姜五片，水煎服。功用：温中降逆。主治：胃寒气郁，呃逆不止。

（2）丁香柿蒂竹茹汤（《医方考》）：丁香三粒　柿蒂　竹茹各三钱　陈皮一钱，水煎服。功用：温中降逆、化痰和胃。主治：胃寒气郁有痰之呃逆。

丁香柿蒂竹茹汤即柿蒂汤加竹茹、陈皮而成，以上二方均可治胃寒气郁之呃逆证，但丁香柿蒂竹茹汤兼有化痰之功，故对气郁有痰之呃逆更为适宜。

定喘汤 哮喘

[原文]

定喘汤白果与麻黄，款冬半夏白皮桑。苏杏黄芩兼甘草，肺寒膈热喘哮尝。白果（炒黄）三十枚，麻黄、半夏（姜制）、款冬各三钱，桑皮（蜜炙）、苏子各二钱，杏仁、黄芩各钱半，甘草一钱，加姜煎。麻黄、杏仁、桑皮、甘草散表寒而清肺气，款冬温润，白果收涩，定喘而清金，黄芩清热，苏子降气，半夏燥痰，共成散寒疏壅之功。

[白话解] 定喘汤由白果、麻黄、款冬花、半夏、桑白皮、苏子、杏仁、黄芩和甘草组成，主治外感风寒，肺气失宣，痰热内蕴证。（方略）

用法 水煎服。

功用 宣肺降气，清热化痰。

主治 风寒外束，痰热内蕴证。症见痰多气急，痰稠色黄，哮喘咳嗽，或微恶风寒，舌苔黄腻，脉滑数。

理血之剂

(十三首　附方七)

四物汤养血通剂

[原文]

四物汤，《局方》地芍与归芎，血家百病此方通。当归（酒洗）、生地各三钱，白芍二钱，川芎钱半。当归辛、苦、甘温，入心脾，主血为君；生地甘寒，入心肾，滋血为臣；芍药酸寒，入肝脾，敛阴为佐；川芎辛温，通行血中之气为使。八珍汤合入四君子，参、术、苓、草。气血双疗功独崇。四君补气，四物补血。再加黄芪与肉桂，加黄芪助阳固卫，加肉桂引火归元。十全大补汤补方雄。补方之首。十全除却芪地草，除生地、黄芪、甘草。加粟米百粒煎之名胃风。汤。张元素治风客肠胃，飧泄完谷及瘕疟牙闭。

[白话解] 四物汤由熟地黄、白芍、当归、川芎四味药组成，血虚的各种病证此方可通用。八珍

91

汤（《正体类要》）即本方合四君子汤（人参、白术、茯苓、甘草）而成，有补益气血的双重功效，值得推崇。八珍汤再加黄芪、肉桂，即十全大补汤（《太平惠民和剂局方》，是气血双补之妙方。十全大补汤除去黄芪、熟地、炙甘草，加粟米（即小米）水煎名为"胃风汤"（《太平惠民和剂局方》）。（方略）

用法 水煎服。

功用 补血调血。

主治 营血虚滞证。症见心悸失眠，头晕目眩，面色无华，唇爪色淡，妇人月经不调，量少或经闭不行，脐腹作痛，舌质淡，脉细弦或细涩。

附方

（1）八珍汤（《正体类要》）：即四物汤合四君子汤，加生姜三片，大枣两枚，水煎服。功用：补益气血。主治：气血两虚证。症见面色苍白或萎黄，头晕眼花，四肢倦怠，气短懒言，心悸怔忡，食欲减退，舌质淡，苔薄白，脉虚细。

（2）十全大补汤（《太平惠民和剂局方》）：即

八珍汤加黄芪、肉桂而成。人参　白术　茯苓　炙甘草　熟地黄　当归　白芍　川芎　黄芪　肉桂各等份，共研粗末，每服6克，加生姜三片，大枣两个同煎，温服。功用：温补气血。主治：气血不足证。症见饮食减少，久病体虚，脚膝无力，面色萎黄，精神倦怠，以及疮疡不敛，妇女崩漏等。

（3）胃风汤（《太平惠民和剂局方》）：即十全大补汤去黄芪、熟地黄、炙甘草，加粟米（即小米）百粒而成，水煎服。功用：益气补血，温胃祛风。主治：胃肠虚弱，风冷乘虚侵入，客于肠胃证。症见大便泄泻，完谷不化，或大便下血等。

人参养荣汤 补气养血

[原文]

　　人参养荣汤即十全，汤，见前四物下。除却川芎五味联。陈皮远志加姜枣，脾肺气血补方先。即十全大补汤除川芎，加五味、陈皮、远志。薛立斋曰：气血两虚，变生诸症，不问脉病，但服此汤，诸症悉退。

　　[白话解]　人参养荣汤就是十全大补汤去掉川

芎，加入五味子、陈皮、远志、生姜、大枣而成。治疗脾肺气虚、营血不足证首选此方。（方略）

用法 加生姜三片，大枣两枚水煎温服。

功用 益气补血，养心安神。

主治 气血虚损证。症见呼吸少气，行动喘息，心悸怔忡，咽干唇燥等。

归脾汤 引血归脾

[原文]

归脾汤《济生》用术参芪，归草茯神远志随。酸枣木香龙眼肉，煎加姜枣总能医。怔忡健忘俱可却，肠风崩漏总能医。人参、白术（土炒）、茯神、枣仁、龙眼肉各二钱，黄芪（蜜炙）钱半，当归（酒洗）、远志各一钱，木香、甘草（炙）各八分。血不归脾则妄行，参、芪、甘、术之甘温以补脾，志、茯、枣仁、龙眼之甘温、酸苦以补心，当归养血，木香调气，气壮则自能摄血矣。

[白话解] 归脾汤由白术、人参、黄芪、当归、炙甘草、茯神、远志、酸枣仁、木香、龙眼肉组成，加生姜、大枣煎服，健脾养心。可除去心悸怔忡、

健忘失眠，也能治愈肠风崩漏。（方略）

用法 加生姜五片，大枣一枚水煎温服。

功用 益气补血，健脾养心。

主治 （1）心脾气血两虚证。症见心悸怔忡，健忘失眠，盗汗虚热，食少体倦，面色萎黄，舌淡苔白，脉细弱。

（2）脾不统血证。症见便血，崩漏，月经超前，量多色淡，或淋漓不止，或带下等。

当归四逆汤 益血复脉

[原文]

当归四逆汤，仲景桂枝芍，细辛甘草木通著。再加大枣治阴厥，脉细阳虚由血弱。当归、桂枝、芍药、细辛各二两，甘草（炙）、木通各二两，枣二十五枚。成氏曰：通脉者，必先入心补血，当归之苦以助心血。心苦缓，急食酸以收之，芍药之酸，以收心气。肝苦急，急食甘以缓之，甘草、大枣、木通以缓阴血。内有久寒加姜茱，素有久寒者，加吴茱萸二升，生姜半斤酒煎，名四逆加吴茱萸生姜汤，仲景。发表温中通脉络。桂枝散表风，吴茱萸、姜、细辛温经，当归、木通通经复脉。不用附子及干姜，助阳过剂阴反灼。姜附四逆在于回阳，当归四逆在于益血复脉，故虽内有久寒，只加生姜、吴茱萸，不用干姜、附子，恐反灼其阴也。

[白话解] 当归四逆汤由当归、桂枝、芍药、细辛、炙甘草、通草、大枣组成，大枣益气补脾，治疗血虚寒厥、脉细欲绝之证。若患者内有久寒，就在当归四逆汤中加入生姜、吴茱萸，有温中散寒、养血通脉之效。不用附子及干姜，因为辛热太过反而易灼伤阴血。（方略）

用法 水煎服。

功用 温经散寒，养血通脉。

主治 血虚寒厥证。症见手足厥冷，口淡不渴，或腰、股、腿、足、肩臂疼痛，舌淡苔白，脉细欲绝或沉细。

附方 当归四逆加吴茱萸生姜汤（《伤寒论》）：本方即当归四逆汤加吴茱萸二升、生姜半斤而成，水酒各半煎服。功用：养血通脉，温中散寒。主治：平素胃中有寒，阳虚血弱，经脉受寒证。症见手足厥寒，脉细欲绝等。

养心汤 补血宁心

[原文]

养心汤用草芪参，二茯芎归柏子寻。夏曲远志兼桂味，再加酸枣总宁心。黄芪（蜜炙）、茯苓、茯神、川芎、当归（酒洗）、半夏曲各一两，甘草（炙）一钱，人参、柏子仁（去油）、肉桂、五味子、远志、枣仁（炒）各二钱半，每服五钱。参、芪补心气，芎、归养心血，二茯、柏仁、远志泄心热而宁心神，五味、枣仁收心气之散越，半夏去扰心之痰涎，甘草补土以培心子，赤桂引药以达心经。

[白话解] 养心汤由炙甘草、炙黄芪、人参、茯苓、茯神、川芎、当归、柏子仁、半夏曲、远志、肉桂、五味子、酸枣仁组成，诸药合用，有补血宁心之功。（方略）

用法 加生姜五片，大枣一枚水煎服。

功用 补血养心。

主治 心虚血少证。症见心神不宁，怔忡惊惕等。

桃仁承气汤 膀胱蓄血

[原文]

桃仁承气汤，仲景五般奇，甘草硝黄并桂枝。桃仁（去皮尖，研）五十枚，大黄四两，芒硝、桂枝、甘草各二两。硝、黄、甘草，调胃承气也。热甚搏血，故加桃仁润燥缓肝，表证未除，故加桂枝调经解表。热结膀胱小腹胀，如狂蓄血最相宜。小腹胀而小便自利，知为蓄血，下焦蓄血发热，故如狂。

[白话解] 桃仁承气汤由五种有神奇疗效的药物组成，即桃仁、炙甘草、芒硝、大黄和桂枝。治疗热结膀胱少腹胀满、其人如狂等下焦蓄血证最为适宜。（方略）

用法 水煎，芒硝溶服。

功用 破血下瘀。

主治 下焦蓄血证。症见少腹急结，小便自利，甚则烦躁谵语，其人如狂，至夜发热，亦治妇人血瘀经闭、痛经，脉沉实而涩者。

理血之剂

犀角地黄汤 胃热吐衄

[原文]

犀角地黄汤芍药丹，生地半两，白芍一两，丹皮、犀角二钱半，每服五钱。血升胃热火邪干。斑黄阳毒皆堪治，犀角大寒，解胃热而清心火；芍药酸寒，和阴血而散肝火；丹皮苦寒，散血中之伏火；生地大寒，凉血而滋水，以其平诸药之僭逆也。或益柴芩总伐肝。因怒致血者，加柴胡、黄芩。

[白话解] 犀角地黄汤由犀角、生地黄、芍药、牡丹皮组成，主治热入血分、迫血妄行之证，对于阳毒发斑也很有效。若用本方加柴胡、黄芩可用来清泻肝火。（方略）

用法 水煎服，犀角镑片先煎。

功用 清热解毒，凉血散瘀。

主治 （1）热扰心营证。症见身热谵语，昏狂发斑，斑色紫黑，舌绛起刺，脉细数。

（2）热伤血络证。症见吐血、衄血、便血、尿血等，舌红绛，脉数。

（3）蓄血瘀热证。症见善忘如狂，漱水不欲咽，胸中烦痛，自觉腹满，大便色黑易解。

咳血方 咳嗽痰血

[原文]

咳血方中诃子收，瓜蒌海石山栀投。青黛蜜丸口嗛化，咳嗽痰血服之瘳。诃子（煨取肉）、栝楼仁（去油）、海石（去砂）、栀子（炒黑）、青黛（水飞）等份，蜜丸，嗽甚加杏仁。青黛清泻肝火，栀子清肺凉心，瓜蒌润燥滑痰，海石软坚止嗽，诃子敛肺定喘。不用血药者，火退而自止也。

[白话解] 咳血方中的诃子具有敛肺止咳的作用，再加上瓜蒌仁、海石、炒山栀、青黛，用白蜜和生姜汁做成药丸，含在口中化服，咳嗽、痰稠带血之人服用疾病即愈。（方略）

用法 共研细末，用白蜜和生姜汁做丸，含在口中化服；亦可作汤剂，用量随症酌定。

功用 清肝宁肺，化痰止咳。

主治 肝火犯肺之咳血证。症见咳嗽痰稠带血，咳吐不爽，心烦易怒，胸胁作痛，咽干口苦，颊赤便秘，舌红苔黄，脉弦数。

秦艽白术丸 血痔便秘

[原文]

东垣秦艽白术丸，归尾桃仁枳实攒。地榆泽泻皂角子，糊丸血痔便艰难。大肠燥结，故便难。秦艽、白术、归尾（酒洗）、桃仁（研）、地榆各一两，枳实（麸炒）、泽泻、皂角子（烧存性）各五钱，糊丸。归尾、桃仁以活血，秦艽、皂子以润燥，枳实泄胃热，泽泻泻湿邪，地榆以破血止血，白术以燥湿益气。仍有苍术防风剂，润血疏风燥湿安。本方除白术、归尾、地榆，加苍术、防风、大黄、黄柏、槟榔，名秦艽苍术汤。除枳实、皂角、地榆，加防风、升麻、柴胡、陈皮、炙甘草、黄柏、大黄、红花，名秦艽除风汤，治并同。

[白话解] 秦艽白术丸是李东垣创制，其方由秦艽、白术、当归尾、桃仁、枳实、地榆、泽泻、皂角子组成，诸药配合做成药丸服用可治疗血痔、大便艰难之证。又有秦艽苍术汤和秦艽防风汤，皆

有疏风祛湿、活血止痛之功。（方略）

用法 共研细末，和桃仁泥研匀，面糊为丸，每次6～9克；亦可作汤剂，用量按原方比例酌定。

功用 疏风活血，行气通便。

主治 血痔便秘证。症见大便燥结，便下脓血，痛不可忍。

附方

（1）秦艽苍术汤（《兰室秘藏》）：秦艽 桃仁 皂角子各一钱 苍术 防风各七分 黄柏五分 当归尾 泽泻各三分 槟榔一分 大黄少许，水煎服。功用：疏风祛湿，活血止痛。主治：痔疮、痔漏，大便秘结疼痛。

（2）秦艽防风汤（《兰室秘藏》）：秦艽 防风 当归身 白术各一钱五分 炙甘草 泽泻各六分 黄柏五分 大黄 橘皮各三分 柴胡 升麻各二分 桃仁三十个 红花少许，水煎服。功用：疏风清热，活血止痛。主治：痔漏，大便时疼痛。

秦艽白术丸、秦艽苍术汤、秦艽防风汤三方均有疏风活血、清热燥湿、通便止痛之功，皆可治疗痔疮便秘、便时疼痛之证。但秦艽苍术汤为秦艽白术丸去白术、枳实、地榆，加苍术、防风、黄柏、大黄、槟榔而成，故其清热燥湿之力较强，适用于湿热偏盛之证；秦艽防风汤为秦艽白术丸去皂角子、枳实、地榆，加防风、升麻、柴胡、陈皮、大黄、黄柏、红花、炙甘草而成，其疏风清热、行气活血作用更著。

槐花散 便血

[原文]

槐花散用治肠风，侧柏叶黑荆芥枳壳充。为末等份米饮下，宽肠凉血逐风功。槐花、柏叶凉血，枳壳宽肠，荆芥理血疏风。

[白话解] 槐花散用来治疗肠风，其方由槐花、侧柏叶、荆芥穗、枳壳组成。四味药取相等分量，研成细末用清米汤调服，有清肠止血、疏风下气之功。（方略）

用法 共研细末，每服 6 克，清米汤调服。

功用 清肠止血，疏风下气。

主治 肠风、脏毒下血证。症见便前出血，或便后出血，或粪中带血，以及痔疮出血，血色鲜红或晦暗，舌红苔黄，脉数。

小蓟饮子 血淋

[原文]

小蓟饮子藕节蒲黄，炒黑。木通滑石生地裹。归草当归、甘草栀子淡竹叶，等份煎服。血淋热结服之良。小蓟、藕节散瘀血，生地凉血，蒲黄止血，木通泻心火达小肠，栀子散郁火出膀胱，竹叶清肺凉心，滑石泻热利窍，当归引血归经，甘草和中调气。

[白话解] 小蓟饮子由小蓟、藕节、蒲黄、木通、滑石、生地黄、当归、炙甘草、栀子、淡竹叶组成，下焦热结所致的血淋患者，服用疗效甚佳。（方略）

用法 水煎服。

功用 凉血止血，利水通淋。

主治 血淋、尿血之下焦瘀热证。症见尿中带血，小便频数，赤涩热痛，舌红，脉数。

四生丸 血热妄行

[原文]

四生丸《济生》用三般叶，侧柏艾荷生地协。侧柏叶、艾叶、荷叶、生地黄。等份生捣如泥煎，血热妄行止衄惺。侧柏、生地补阴凉血，荷叶散瘀血、留好血，艾叶生者性温，理气止血。

[白话解] 四生丸由三种叶类药材组成，即生侧柏叶、生艾叶、生荷叶，配上生地黄，相同分量的四味药捣烂做丸药服用，治疗血热妄行、吐血、衄血疗效甚佳。（方略）

用法 共研细末，水泛为丸，每服 6 ~ 9 克；亦可作汤剂，用量按原方比例酌定。

功用 凉血止血，清热养阴。

主治 血热出血，热邪伤阴证。症见吐血、衄血，血色鲜红，口干咽燥，舌红少苔，脉弦数。

复元活血汤 损伤积血

[原文]

复元活血汤《发明》柴胡，花粉当归山甲俱。

桃仁红花大黄草，损伤瘀血酒煎袪。柴胡五钱，花粉、当归、穿山甲（炮）、甘草、红花各三钱，桃仁五十枚（去皮尖、研），大黄一两。每服一两，酒煎。血积必于两胁，属肝胆经，故以柴胡引用为君，以当归活血脉，以甘草缓其急，以大黄、桃仁、红花、山甲、花粉破血润血。

[白话解] 复元活血汤由柴胡、天花粉、当归、穿山甲、桃仁、红花、大黄、甘草组成，用水酒各半煎服，主治跌打损伤、瘀血留于胁下之证。（方略）

用法 共研粗末，每服 30 克，水酒各半煎，温热服。

功用 活血袪瘀，疏肝通络。

主治 跌打损伤，瘀血留于胁下证。症见胁肋疼痛，痛不可忍。

祛风之剂

（十二首　附方三）

小续命汤_{风证通剂}

[原文]

小续命汤《千金》桂附芎，麻黄参芍杏防风。黄芩防己兼甘草，六经风中此方通。通治六经中风，喝邪不遂，语言謇涩，及刚柔二痓，亦治厥阴风湿。防风一钱二分，桂枝、麻黄、人参、白芍（酒炒）、杏仁（炒研）、川芎（酒洗）、黄芩（酒炒）、防己、甘草（炙）各八分，附子四分，姜、枣煎。麻黄、杏仁，麻黄汤也，治寒；桂枝、芍药，桂枝汤也，治风。参、草补气，芎、芍养血，防风治风淫，防己治湿淫，附子治寒淫，黄芩治热淫，故为治风通剂。刘宗厚曰：此方无分经络，不辨寒热虚实，虽多，亦奚以为？

昂按：此方今人罕用，然古今风方，多从此方损益为治。

[白话解] 小续命汤由桂枝、附子、川芎、麻

黄、人参、芍药、杏仁、防风、黄芩、防己、甘草和生姜组成，凡六经被风邪所伤的病证皆可用本方加减治疗。（方略）

用法 水煎，麻黄先煎去沫。

功用 温阳益气，祛风通络。

主治 六经中风证。症见不省人事，半身不遂，筋脉拘急，口眼㖞斜，语言謇涩，以及肢体麻痹，骨节烦痛等。

大秦艽汤 搜风活血降火

[原文]

大秦艽汤《机要》羌活防，芎芷辛芩二地黄。石膏归芍苓甘术，风邪散见可通尝。治中风，风邪散见，不拘一经者。秦艽、石膏各三两，羌活、独活、防风、川芎、白芷、黄芩（酒炒）、生地（酒洗）、熟地、当归（酒洗）、茯苓、芍药（酒炒）、甘草（炙）、白术（土炒）各一两，细辛五钱，每服一两。刘宗厚曰：秦艽汤、愈风汤，虽有补血之药，而行经散风之剂居其大半，将何以养血而益筋骨也？

昂按：治风有三法，解表、攻里、行中道也。初中必挟外感，故用风药解表散寒，而用血药、气药调里，活血降火也。

[**白话解**] 大秦艽汤由秦艽、羌活、独活、防风、川芎、白芷、黄芩、细辛、生地黄、熟地黄、石膏、当归、白芍、茯苓、炙甘草、白术组成，风邪散见、不拘一经者皆可用本方治疗。（方略）

用法 水煎服。

功用 祛风清热，养血活血。

主治 风邪初中经络证。症见口眼㖞斜，舌强不能言语，手足不能运动，风邪散见，不拘一经者。

三生饮卒中痰厥

[**原文**]

三生饮《局方》用乌附星，三生皆用木香听。生南星一两，生川乌、附子（去皮）各五钱，木香二钱。加参对半扶元气，每服一两，加参一两。卒中痰迷服此灵。乌、附燥热，行经逐寒；南星辛烈，除痰散风。重用人参以扶元气，少佐木香以行逆气。《医贯》曰：此行经散痰之剂，斩关擒王之将，宜急用之。凡中风口闭为心绝，手撒为脾绝，眼合为肝绝，遗尿为肾绝，鼻鼾为肺绝。吐沫直视，发直头摇，面赤如朱，汗坠如珠者，皆不治。若服此汤，间有生者。星香散亦治卒中，体肥不渴邪在经。中脏、中腑者重，中经者稍轻。胆星八钱，散痰，木香二钱，行气，为末服。易简方加姜煎服，名星香散。

[白话解] 三生饮由生川乌、生附子、生南星组成，三味药皆生用，又加木香理气。若患者平素元气虚弱而突然中风痰迷，要加人参以扶正祛邪，卒中痰迷者服此方颇有效验。星香散（《医方集解》）也用来治疗卒中证，主治中风痰盛，体肥不渴者。（方略）

用法 加生姜十五片，水煎服。

功用 祛风化痰，通阳散寒。

主治 阳虚风痰厥逆证。症见突然昏愦，不省人事，痰涎壅盛，四肢厥逆，语言謇涩等。

附方 星香散（《医方集解》）：胆星八钱　木香二钱，水煎服。功用：化痰调气。主治：中风痰盛，体肥不渴者。

地黄饮子*痰厥风邪*

[原文]

地黄饮子河间山茱斛，麦味菖蒲远志茯。苁蓉桂附巴戟天，少入薄荷姜枣服。熟地、山萸肉、石斛、麦冬、五味、石菖蒲、远志、茯苓、肉苁蓉、官桂、附子(炮)、巴戟天等份，每服五钱，加薄荷少许煎。暗厥风痱能治之，口噤身疼为暗厥，四肢不收为风痱。火归水中水生木。熟地以滋根本之阴，桂、附、苁蓉、巴戟以返真元之火，山茱、石斛平胃温肝，志、茯、菖蒲补心通肾，麦、味保肺以滋水源，水火既交，风火自息矣。刘河间曰：中风，非外中之风，良由将息失宜，心火暴甚，肾水虚衰，不能制之，故卒倒无知也。治宜和脏腑，通经络，便是治风。《医贯》曰：痰涎上涌者，水不归元也；面赤烦渴者，火不归元也。惟桂、附能引火归元，火归水中，则水能生木，木不生风，而风自息矣。

[白话解]

地黄饮子由熟地黄、山茱萸、石斛、麦冬、五味子、石菖蒲、远志、茯苓、肉苁蓉、肉桂、炮附子、巴戟天组成，加入少量薄荷、生姜、大枣煎服，暗厥风痱都可治疗，诸药相配，使下元

得补，虚阳归肾，阴精旺盛。（方略）

用法 共研粗末，每服 9 克，加生姜五片，大枣一枚，薄荷五七叶，水煎服。

功用 滋肾阴，补肾阳，开窍化痰。

主治 肾虚喑痱证。症见舌强不能言，足废不能用，口干不欲饮，足冷面赤，脉沉细弱。

独活汤 瘛疭昏愦

[原文]

独活汤丹溪中羌独防，芎归辛桂参夏菖。茯神远志白薇草，瘛疭音炽纵昏愦力能匡。羌活、独活、防风、当归、川芎、细辛、桂心、人参、半夏、菖蒲、茯神、远志、白薇各五钱，甘草（炙）二钱半，每服一两，加姜枣煎。肝属风而主筋，故瘛疭为肝邪。二活、防风治风，辛、桂温经，半夏除痰，芎、归和血，血活则风散也。肝移热于心则昏愦。人参补心气，菖蒲开心窍，茯神、远志安心，白薇退热止风。风静火息，血活神宁，瘛疭自已矣。

[白话解] 独活汤由羌活、独活、防风、川芎、当归、细辛、桂心、人参、半夏、菖蒲、茯神、远

志、白薇、炙甘草组成，甚能扶正手脚痉挛、口歪眼斜、神志昏愦之证。（方略）

用法 加生姜、大枣，水煎服。

功用 疏风散邪，补肝宁心，化痰开窍。

主治 肝虚受风证。症见手足瘈疭，神志昏愦，或恶寒发热等。

顺风匀气散_{喎僻偏枯}

[**原文**]

顺风匀气散术乌沉，白芷天麻苏叶参。木瓜甘草青皮合，喎僻偏枯口舌喑。口眼喎斜，偏枯不遂，皆由宗气不能周于一身。白术二钱，乌药钱半，天麻、人参各五分，苏叶、白芷、木瓜、青皮、甘草（炙）、沉香（磨）各三分，加姜煎。天麻、苏、芷以疏风气，乌药、青、沉以行滞气，参、术、炙草以补正气，气匀则风顺矣，木瓜伸筋，能于土中泻木。

[**白话解**] 顺风匀气散由白术、乌药、沉香、白芷、苏叶、天麻、人参，加上木瓜、炙甘草、青皮组成，诸药配合顺风匀气，主治半身不遂、口眼

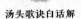

歪斜、舌强不能言语之证。（方略）

用法 加生姜三片，水煎服。

功用 顺风匀气。

主治 中风证。症见半身不遂，口眼㖞斜，舌强不能言语等。

上中下通用痛风汤 上中下痛风

[原文]

黄柏苍术天南星，桂枝横行防己下行及威灵。仙，上下行。桃仁红花龙胆草，下行。羌芷上行川芎上下行神曲停。痛风湿热兴痰血，上中下通用之听。黄柏（酒炒）、苍术（泔浸）、南星、姜各二两半，防己、桃仁（去皮尖）、胆草、白芷、川芎、神曲（炒）各一两，桂枝、威灵仙、红花、羌活各二钱半，曲糊丸，名上中下通用痛风汤。黄柏清热，苍术燥湿，龙胆泻火，防己利水，四者治湿与热。桃仁、红花活血祛瘀，川芎血中气药，南星散风燥痰，四者活血与痰。羌活去百节风，白芷去头面风，桂枝、威灵去臂胫风，四者所以治风。加神曲者，消中焦陈积之气也。症不兼者，加减为治。

[白话解] 上中下通用痛风方由黄柏、苍术、

天南星、桂枝、防己、威灵仙、羌活、桃仁、红花、龙胆草、白芷、川芎、炒神曲组成。诸药配合，对痛风湿热、痰血及上中下各种原因引起的痛风皆可治疗。（方略）

用法 共研细末，神曲煮糊为丸，如梧桐子大，每服一百丸，白开水送下；亦可作汤剂，用量按原方比例酌定。

功用 祛风除湿，行气活血，化痰消滞。

主治 痛风证。症见上中下周身骨节疼痛。

独活寄生汤 风寒湿痹

[原文]

独活寄生汤，《千金》芄防辛，芎归地芍桂苓均。杜仲牛膝人参草，冷风顽痹屈能伸。独活、桑寄生、秦芄、防风、细辛、川芎（酒洗）、当归（酒洗）、白芍（酒炒）、熟地、桂心、茯苓、杜仲（姜汁炒断丝）、牛膝、人参、甘草等份，每服四钱。若去人参加芪续，黄芪、续断。汤名三痹古方珍。名三痹汤，治风寒湿三痹。喻嘉言曰：此方用参、芪、四物一派补药，加芄、防胜风湿，桂、辛胜寒，细辛、独活通肾气，凡治三气袭虚成痹者，宜准诸此。

[**白话解**] 独活寄生汤由独活、桑寄生、秦艽、防风、细辛、川芎、当归、干地黄、芍药、肉桂心、茯苓、杜仲、牛膝、人参、甘草组成。对风湿乘虚而入，肢节屈伸不利的顽固痹证，服之能使肢节屈伸自如。本方如果去掉桑寄生加入黄芪、续断，就是古代珍贵的"三痹汤"。（方略）

用法 水煎服。

功用 祛风湿，止痹痛，益肝肾，补气血。

主治 痹证日久，肝肾亏虚，气血不足证。症见腰膝疼痛，肢节屈伸不利，或麻木不仁，畏寒喜温，心悸气短，舌淡苔白，脉细弱。

附方 三痹汤（《妇人大全良方》）：即独活寄生汤去桑寄生，加黄芪、续断而成，加生姜、大枣水煎服。功用：益气养血，祛风胜湿。主治：气血不足，风寒湿痹，手足拘急等。

消风散 消风散热

[**原文**]

消风散内羌防荆，芎朴参苓陈草并。僵蚕蝉蜕藿香入，为末茶调或酒行。头痛目昏项背急，顽麻瘾疹服之清。人参、防风、茯苓、川芎、羌活、僵蚕（炒）、蝉蜕、藿香各二两，荆芥、厚朴（姜汁炒）、陈皮（去白）、甘草（炙）各五钱。每服三钱，茶调下。疮癣，酒下。羌、防、芎、荆，治头目、项背之风，僵蚕、蝉蜕散咽膈、皮肤之风，藿香、厚朴去恶散满，参、苓、甘、桔辅正调中。

[**白话解**] 消风散由羌活、防风、荆芥、川芎、厚朴、人参、茯苓、陈皮、炙甘草加入僵蚕、蝉蜕、藿香组成，研为细末用茶水调服或者用酒调服。对于头痛目昏、项背拘急、皮肤顽麻、瘾疹瘙痒之证，服用也很见效。（方略）

用法 共研细末，每服 6 克，用茶水或酒调下。

功用 疏风清热，祛湿活血。

主治 风热上攻证。症见头痛目昏，项背拘急，鼻嚏声重，以及肢体烦痛，皮肤顽麻，瘾疹瘙痒等；又治妇人血风。

川芎茶调散 头目风热

[**原文**]

川芎茶调散《局方》荆防，辛芷薄荷甘草羌。

目昏鼻塞风攻上，正偏头痛悉平康。薄荷三钱，川芎、荆芥各四钱，防风钱半，细辛一钱，羌活、白芷、甘草（炙）各二钱，为末。每服三钱，茶调下。羌活治太阳头痛，白芷治阳明头痛，川芎治少阳、厥阴头痛，细辛治少阴头痛，防风为风药卒徒，薄荷、荆芥散风热而清头目。以风热上攻，宜于升散，巅顶之上，惟风药可到也。加甘草以缓中，加茶调以清降。方内如加僵蚕菊，菊花茶调散用亦臧。菊花清头目，僵蚕去风痰。

[白话解] 川芎茶调散由川芎、荆芥、防风、细辛、白芷、薄荷、炙甘草、羌活组成，共研细末，清茶调服，能使外感风邪、头昏鼻塞、偏正头痛之人身体恢复安康。本方若加入菊花、僵蚕，名为"菊花茶调散"，治疗偏正头痛及眩晕偏于风热者疗效也很好。（方略）

用法 共研细末，每服6克，饭后清茶调下。

功用 疏风止痛。

主治 头痛之外感风邪证。症见偏正头痛，或巅顶作痛，恶寒发热，目眩鼻塞，舌苔薄白，脉浮。

附方 菊花茶调散（录自《医方集解》）：即川

芎茶调散加菊花、僵蚕而成，共研细末，每服 6 克，饭后清茶调下；亦可作汤剂，用量按原方比例酌定。功用：疏风止痛，清利头目。主治：外感风热头痛证。症见偏正头痛，或巅顶痛，恶寒发热，头晕目眩，舌淡苔薄白微黄，脉浮者。

青空膏 风湿头风

[原文]

青空膏，东垣芎草柴芩连，羌防升之入顶巅。为末茶调如膏服，正偏头痛一时蠲。川芎五钱，甘草（炙）两半，柴胡七钱，黄芩（酒炒）、黄连（酒炒）、羌活、防风各一两，每服三钱。风寒湿热上攻头脑则痛，头两旁属少阳，偏头痛属少阳相火。芩、连苦寒，以羌、防、川、柴升之，则能去湿热于高巅之上矣。

[白话解] 青空膏由川芎、炙甘草、柴胡、黄芩、黄连、羌活、防风组成，诸药与羌活、防风等升散药配合使用，即能上至巅顶祛风除湿。上药研为细末，用茶少许调成膏状服下，能使偏正头痛很快消除。（方略）

用法 共研细末，每服 6 克，用茶少许调成膏状，抹在口中，再用少许白开水送下；亦可作汤剂，用量按原方比例酌定。

功用 祛风除湿，清热止痛。

主治 风湿热邪上攻头窍证。症见偏正头痛，年深不愈，或脑苦痛不止等。

人参荆芥散 妇人血风劳

[原文]

人参荆芥散《妇宝》熟地，防风柴枳芎归比。酸枣鳖羚桂术甘，血风劳作风虚治。血风空疏，乃感风邪，寒热盗汗，久渐成劳。人参、荆芥、熟地、柴胡、枳壳、枣仁（炒）、鳖甲（童便炙）、羚羊角、白术各五分，防风、甘草（炙）、当归、川芎、桂心各三分，加姜煎。防风、柴、羚以疏风平木，地黄、龟、鳖以退热滋阴，芎、归、桂枝以止痛调经，参、术、炙草、枣仁以敛汗补虚，除烦进食。

[白话解] 人参荆芥散由人参、荆芥、熟地黄、防风、柴胡、枳壳、川芎、当归、炒酸枣仁、炙鳖甲、羚羊角、桂心、白术、甘草组成，主治妇女血

风劳证。（方略）

    用法 加生姜三片，水煎服。

    功用 疏风散邪，益气养血，滋阴退热。

    主治 妇人血风劳证。症见遍身疼痛，头昏目涩，寒热盗汗，颊赤口干，月经不调，面黄肌瘦，腹痛等。

祛寒之剂

（十二首　附方二）

理中汤寒客中焦

［原文］

理中汤仲景主理中乡，仲景曰：理中者，理中焦。甘草人参术黑姜。白术（土炒）二两，人参、干姜（炮）、甘草（炙）各一两。治太阴厥逆，自利不渴，脉沉无力。人参利气益脾为君，白术健脾燥湿为臣，甘草和中补土为佐，干姜温胃散寒为使。呕利腹痛阴寒盛，或加附子总扶阳。名附子理中汤。

［白话解］ 理中丸主理中焦脾胃。此方由炙甘草、人参、白术、黑干姜组成。对中焦虚寒的呕吐、下利、腹痛者，若加附子（附子理中汤）总能温阳散寒，恰中要害。（方略）

用法　水煎服。

功用　温中祛寒，补气健脾。

主治 （1）脾胃虚寒证。症见脘腹疼痛，喜温喜按，自利不渴，畏寒肢冷，呕吐，不欲饮食，舌淡苔白，脉沉细。

（2）阳虚失血证。症见吐血，衄血，便血，崩漏，或月经过多，色淡质稀，四肢不温，舌淡，脉沉迟而细。

（3）小儿慢惊，或病后喜唾涎沫，或霍乱吐泻，以及胸痹等由中焦虚寒所致者。

附方 附子理中丸（《阎氏小儿方论》）：干姜 人参 白术 炙甘草 附子各一两，共研细末，炼蜜为丸，每次 10 克，每日 3 次，温开水送服，小儿酌减；亦可作汤剂，用量按原方比例酌定。功用：温阳祛寒，益气健脾。主治：脾胃虚寒较甚，或脾肾阳虚证。症见脘腹冷痛，呕吐下利，畏寒肢冷，或霍乱吐利转筋等。

附子理中丸即理中汤加附子而成，其温中散寒之力更强，且能温肾，故适用于脾胃阳虚寒盛之重证，或脾肾虚寒者。

真武汤壮肾阳

[原文]

真武汤仲景壮肾中阳，茯苓术芍附生姜。附子一枚（炮），白术二两（炒），茯苓、白芍（炒）、生姜各三两。少阴腹痛有水气，悸眩𥉻惕保安康。中有水气，故心悸头眩；汗多亡阳，故肉𥉻筋惕。𥉻，音纯，动貌。苓、术补土利水，以疗悸眩；姜、附回阳益火，以逐虚寒；芍药敛阴和营，以止腹痛。真武，北方水神。肾中火足，水乃归元。此方补肾之阳，壮火而利水，故名。

[白话解] 真武汤有壮肾温阳之功效。本方由茯苓、白术、芍药、附子、生姜组成。肾阳虚、寒水内停而致腹痛、小便不利，以及发汗太过而致的心悸头眩、身体肌肉跳动之人服用，皆有极好之疗效。（方略）

用法 水煎服。

功用 温阳利水。

主治 脾肾阳虚，水气内停证。症见小便不利，四肢沉重疼痛，腹痛下利，或肢体浮肿，或心悸头眩，筋肉瞤动，苔白不渴，脉沉。

四逆汤 阴证厥逆

[原文]

四逆汤仲景中姜附草，三阴厥逆太阳沉。附子一枚（生用），干姜一两，甘草（炙）二两，冷服。专治三阴厥逆，太阳初证脉沉亦用之。或益姜葱参芍桔，通阳复脉力能任。音仁。面赤，格阳于上也，加葱白通阳；腹痛，加白芍和阴；咽痛，加桔梗利咽；利止脉不出，加人参补气复脉；呕吐，加生姜以散逆气。

[白话解] 四逆汤由干姜、附子、炙甘草组成，主治阳衰寒厥证。若随证配伍生姜、葱白、人参、芍药、桔梗，有回阳通脉之功。（方略）

用法 水煎服，附子先煎久煎。

功用 回阳救逆。

主治 心肾阳衰寒厥证。症见四肢厥逆，恶寒蜷卧，呕吐不渴，腹痛下利，神衰欲寐，舌苔白滑，脉沉微细。

附方 通脉四逆汤（《伤寒论》）：附子大者一枚

干姜三两　炙甘草二两，水煎，分两次温服，附子先煎一小时。功用：回阳通脉。主治：少阴病。症见下利清谷，里寒外热，手足厥逆，脉微欲绝，身反不恶寒，其人面色赤，或利止，脉不出等。

　　通脉四逆汤与四逆汤药味相同，但加重了附子、干姜用量，故温阳祛寒之力更强，能使阳回脉复，其主治除四肢厥逆证外，更有"身反不恶寒，其人面赤，或腹痛，或干呕，或咽痛，或利止脉不出"等阴盛格阳、真阳欲脱之危象。故原书方后注曰：若见面色赤者，加葱白九茎，加强宣通阳气之效；腹中痛者，去葱白，加芍药二两，取其敛阴和营、缓急止痛之意；呕者，加生姜二两，和胃降逆止呕；咽痛者，去芍药，加桔梗一两，利咽开结；利止脉不出者，去桔梗，加人参二两，益气生津，固脱复脉。歌诀中"或益姜葱参芍桔，通阳复脉力能任"，即是指通脉四逆汤方后的随证加减方法，可供临床参考。

白通加人尿猪胆汁汤 阴盛格阳

[原文]

白通加人尿猪胆汁，汤，仲景。尿，音鸟，去声，小便也。俗读平声，非。干姜附子兼葱白。附子一枚（炮），干姜一两，葱白四茎，此白通汤也。葱白以通阳气，姜、附以散阴寒，加人尿五合，猪胆汁一合。热因寒用妙义深，阴盛格阳厥无脉。阴寒内盛，格阳于外，故厥热无脉，纯与热药，则寒气格拒，不得达入，故于热剂中加尿汁，寒药以为引用，使得入阴而回阳也。

[白话解] 白通加人尿猪胆汁汤由干姜、生附子、人尿、猪胆汁，加葱白组成。此方以热药为主，佐以少量寒凉药的配伍特点含义深远，主治阴盛格阳、四肢厥逆、无脉之证。（方略）

用法 用水先煎附子一小时，再加入葱白、干姜同煎，取汁，放入猪胆汁、人尿，分两次温服。

功用 破阴回阳，宣通上下，益阴和阳降逆。

主治 少阴戴阳证。症见四肢厥逆，下利不止，

127

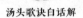

干呕心烦，无脉。

吴茱萸汤_{吐利寒厥}

[原文]

　　吴茱萸汤仲景人参枣，重用生姜温胃好。阳明寒呕太阳热呕忌用少阴下利，厥阴头痛皆能保。吴茱萸一升（炮），人参三两，生姜六两，枣十二枚。姜、茱、参、枣，补土散寒。茱萸辛热，能入厥阴，治肝气上逆而致呕利腹痛。

　　[白话解] 吴茱萸汤由吴茱萸、人参、大枣组成，重用生姜温胃散寒效果更好。对阳明虚寒所致食谷欲呕、少阴吐利、厥阴头痛皆有疗效。（方略）

　　用法 水煎服。

　　功用 温中补虚，降逆止呕。

　　主治 虚寒呕吐证。症见胃中虚寒，食谷欲呕，胃脘冷痛，吞酸嘈杂；或厥阴头痛，干呕，吐涎沫；或少阴吐利，手足厥冷，烦躁欲死。

益元汤 戴阳烦躁

[原文]

益元汤，《活人》艾附与干姜，麦味知连参草将。附子（炮）、艾叶、干姜、麦冬、五味子、知母、黄连、人参、甘草。艾叶辛热，能回阳。姜枣葱煎入童便，冷服。内寒外热名戴阳。此乃阴盛格阳之证，面赤身热，不烦而躁，但饮水不入口，为外热内寒。此汤姜、附加知、连，与白通加人尿、猪胆汁同义，乃热因寒药为引用也。

按：内热曰烦，为有根之火；外热曰躁，为无根之火。故但躁不烦及先躁后烦者，皆不治。

[白话解] 益元汤由艾叶、炮附子、干姜、麦冬、五味子、知母、黄连、人参、炙甘草组成，加生姜、大枣、葱白水煎，再加童子小便一匙服用，主治真寒假热的戴阳证。（方略）

用法 加生姜三片，大枣三枚，葱白三茎，水煎，去滓，再加童子小便一匙冷服。

功用 益元阳，散阴寒，引火归元。

主治 戴阳证。症见面赤身热，烦躁不安，欲裸衣

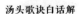
入井，坐到水中，但又要加厚衣被，饮水不入口等。

回阳救急汤 三阴寒厥

[原文]

回阳救急汤，节庵曰：即四逆汤用六君，桂附干姜五味群。附子（炮）、干姜、肉桂、人参各五分，白术、茯苓各一钱，半夏、陈皮各七分，甘草三分，五味九粒，姜煎。加麝三厘或猪胆汁，三阴寒厥见奇勋。姜、桂、附子祛其阴寒。六君温补，助其阳气。五味子、人参以生其脉。加麝香者，以通其窍；加胆汁者，热因寒用也。

[白话解] 回阳救急汤由六君子汤的人参、白术、茯苓、炙甘草、陈皮、半夏加上肉桂、熟附子、干姜、五味子组成，服药时加麝香三厘或无脉加猪胆汁服用，治疗三阴寒厥的重证有奇特疗效。（方略）

用法 加生姜三片，水煎，去渣，临服时加麝香0.1克调服。

功用 回阳救急，益气生脉。

主治 阴寒内盛，真阳衰微证。症见四肢厥冷，恶寒蜷卧，腹痛吐泻，口不渴，或指甲口唇青紫，舌淡苔白滑，脉沉迟无力，甚或无脉。

四神丸 肾虚脾泻

［原文］

四神丸故纸吴茱萸，肉蔻五味四般须。大枣百枚姜八两，破故纸四两（酒浸炒），吴茱萸一两（盐水炒），肉豆蔻三两（面裹煨），五味子三两（姜炒），生姜同煎。枣烂即去姜，捣枣肉为丸，临卧盐汤下，若早服，不能故一夜之阴寒也。五更肾泻火衰扶。由肾命火衰，不能生脾土，故五更将交阴分，阳虚不能键闭而泄泻，不可专责脾胃也。故纸辛温，能补相火，以通君火，火盛乃能生土；肉豆蔻暖胃固肠，吴茱萸燥脾去湿，五味子补肾涩精，生姜温中，大枣补土，亦以防水也。

［白话解］四神丸由破故纸、吴茱萸、肉豆蔻、五味子组成，用百枚大枣、八两生姜同煮，取枣肉和药末捣匀做成丸药服用，主治脾肾虚寒而致的五更泄泻。（方略）

用法 共研细末，用生姜八两、大枣百枚同煮，煮熟取枣肉和药末捣匀成丸，每服 6 ~ 9 克，临睡时淡盐汤或白开水送下；亦可作汤剂，用量按原方比例酌定。

功用 温肾暖脾，固肠止泻。

主治 脾肾阳虚之肾泄证。症见五更泄泻，不思饮食，食不消化，或久泻不愈，腹痛腰酸肢冷，神疲乏力，舌质淡，苔薄白，脉沉迟无力。

厚朴温中汤 虚寒胀满

[原文]

厚朴温中汤陈草苓，干姜草蔻木香停。煎服加姜治腹痛，虚寒胀满用皆灵。厚朴、陈皮各一钱，甘草、茯苓、草豆蔻、木香各五分，干姜三分，加姜煎。干姜、草蔻辛热以散其寒，陈皮、木香辛温以调其气，厚朴辛温以散满，茯苓甘淡以利湿，甘草甘平以和中。寒散气行，痛胀自已矣。

[白话解] 厚朴温中汤由厚朴、陈皮、炙甘草、茯苓、干姜、草豆蔻、木香组成。加生姜煎服可治疗腹痛，虚寒胀满者服用也很见效。（方略）

用法 共研粗末，加生姜三片，水煎温服。

功用 温中行气，燥湿除满。

主治 脾胃寒湿证。症见脘腹胀满，便溏，或胃寒时痛，泛吐清水，舌苔白滑或腻，脉濡滑。

导气汤寒疝

[原文]

寒疝痛用导气汤，川楝茴香与木香。吴茱煎以长流水，散寒通气和小肠。疝，亦名小肠气。川楝四钱，木香五钱，茴香二钱，吴茱萸一钱，汤泡同煎。川楝苦寒，入肝舒筋，能导小肠、膀胱之热从小水下行，为治疝君药；茴香暖胃散寒；吴茱萸温肝燥湿；木香行三焦通气。

[白话解] 治疗寒疝痛用导气汤。此方由川楝子、小茴香、木香、吴茱萸组成，上述药用河中长流水煎服，有散寒止痛、疏肝行气、通利肠腑之功效。（方略）

用法 水煎服。

功用 行气散寒，疏肝止痛。

主治 寒疝。症见阴囊冷痛，结硬如石，或引睾丸而痛等。

疝气方_{寒湿疝气}

[原文]

疝气方丹溪用荔枝核，栀子山楂枳壳益。荔枝双结，状类睾丸，能入肝肾，辟寒散滞。栀子泻火利水，枳壳行气破癥，山楂散瘀磨积。睾，音皋，肾子也。再入吴茱暖厥阴，疝乃厥阴肝邪，非肾病，以肝脉络阴器也。长流水煎疝痛释。等份，或为末，空心服。

[白话解] 疝气汤由荔枝核、栀子、炒山楂、枳壳组成，加入吴茱萸入肝经散寒燥湿、疏肝调气，用河中长流水煎服，能使疝气疼痛彻底解除。

组成 荔枝核　栀子　炒山楂　枳壳　吴茱萸各等份

用法 共研粗末，每服6克，水煎服。

功用 散寒除湿，行气止痛。

主治 寒湿疝气。症见疝气疼痛，或牵引睾丸而痛等。

橘核丸_{㿗疝}

[原文]

橘核丸《济生》中川楝桂，朴实延胡藻带昆。

桃仁二木酒糊合，癫疝痛顽盐酒吞。橘核、川楝子、海藻、海带、昆布、桃仁各二两，桂心、厚朴、枳实、延胡索、木通、木香各五钱，酒糊为丸，盐汤或酒下。橘核、木香能入厥阴气分而行气，桃仁、延胡索能入厥阴气分而活血，川楝、木通能导小肠、膀胱之湿，官桂能祛肝肾之寒，枳实、厚朴行结水而破宿血，昆布、藻、带寒行水而咸软坚。

[**白话解**] 橘核丸由橘核、炒川楝子、桂心、厚朴、炒枳实、炒延胡索、海藻、海带、昆布、桃仁、木香、木通组成，用酒煮糊做成药丸。癫疝痛顽者用盐汤或酒服下疗效更佳。（方略）

用法 共研细末，酒糊为丸，每服 6~9 克，空腹用盐汤或温酒送下；亦可作汤剂，用量按原方比例酌定。

功用 行气止痛，软坚散结。

主治 癫疝。症见睾丸肿胀偏坠，或坚硬如石，或痛引脐腹等。

祛暑之剂

（五首　附方十一）

三物香薷饮散暑和脾

[原文]

三物香薷饮，《局方》豆朴先，香薷辛温香散，能入脾肺，发越阳气以散蒸热。厚朴除湿散满，扁豆清暑和脾。若云热盛加黄连。名黄连香薷饮，《活人》治中暑热盛，口渴心烦。或加苓草茯苓、甘草名五物香薷饮，利湿去暑木瓜宣。加木瓜名六味香薷饮，木瓜、茯苓治湿盛。再加参芪与陈术，兼治中伤十味全。六味加参、芪、陈皮、白术，名十味香薷饮。二香散合入香苏饮，五物香薷饮合香苏饮。香附、紫苏、陈皮、苍术，名二香散，治外感内伤，身寒腹胀。仍有藿薷汤香葛汤传。三物香薷饮合藿香正气散，名藿薷汤，治伏暑吐泻；三物香薷饮加葛根，名香葛汤，治暑月伤风。

[白话解] 三物香薷饮由香薷、白扁豆、厚朴

组成。若患者体内热盛，即由此方去扁豆，加黄连而成黄连香薷饮；此方若加茯苓、甘草，名为"五物香薷饮"；利湿祛湿当推五物香薷饮加木瓜而成的六味香薷饮；六味香薷饮再加上人参、黄芪、陈皮、白术，即祛暑利湿兼治脾胃失于健运的十味香薷饮。二香散是由三物香薷饮合香苏饮（由香附、紫苏叶、陈皮、甘草组成）加上木瓜、苍术而成；祛暑解表的还有藿薷汤、香薷葛根汤等方。

组成 香薷一斤　白扁豆　姜制厚朴各半斤

用法 共研粗末，每服 9 克，加酒少量同煎，冷服。

功用 祛暑解表，化湿和中。

主治 阴暑证。症见恶寒发热，头痛，身重无汗，胸脘痞闷，或四肢倦怠，腹痛吐泻，舌苔白腻，脉浮。

附方

（1）黄连香薷饮（《医方集解》）：本方系三物香薷饮去扁豆，加黄连而成，水煎冷服。功用：祛暑清热。主治：中暑热盛证。症见口渴心烦，或大便下鲜血等。

（2）五物香薷饮（《医方集解》）：本方系三物香薷饮加茯苓、甘草而成，水煎服。功用：祛暑和中。主治：伤暑泄泻，小便不利等。

（3）六味香薷饮（《医方集解》）：本方系五物香薷饮加木瓜而成，水煎服。功用：祛暑利湿。主治：中暑湿盛证。

（4）十味香薷饮（《百一选方》）：本方系六味香薷饮加人参、黄芪、陈皮、白术而成，水煎服。功用：祛暑解表，健脾除湿。主治：暑湿内伤证。症见头重吐利，身体疲倦，神志昏沉等。

（5）二香散（《医方集解》）：本方系三物香薷饮合香苏饮（香附，紫苏叶，陈皮，甘草），再加木瓜、苍术而成，水煎服。功用：祛暑解表，理气除湿。主治：夏月外感风寒，内伤湿滞证。症见身热恶寒，不思饮食，脘腹胀满等。

（6）藿薷汤（《医方集解》）：本方系三物香薷饮合藿香正气散而成，水煎服。功用：祛暑解表，理气和中。主治：伏暑吐泻证。

（7）香薷葛根汤（《医方集解》）：本方系三物香薷饮加葛根而成，水煎服。功用：祛暑解表，化湿舒筋。主治：暑月伤风见项背拘急及伤暑泄泻证。

清暑益气汤 补肺生津，清热燥湿

[原文]

清暑益气汤，东垣参草芪，当归麦味青陈皮。曲柏葛根苍白术，升麻泽泻枣姜随。人参、黄芪、甘草（炙）、当归（酒洗）、麦冬、五味、青皮（麸炒）、陈皮（留白）、神曲（炒）、黄柏（酒炒）、葛根、苍术、白术（土炒）、升麻、泽泻，加姜、枣煎。热伤气，参、芪补气敛汗；湿伤脾，二术燥湿强脾。火旺则金病而水衰，故用麦、味保肺生津，黄柏泻火滋水，青皮理气而破滞，当归养血而和阴，曲、草和中而消食，升、葛以升清，泽泻以降浊也。

[白话解] 清暑益气汤由人参、炙甘草、黄芪、当归、麦冬、五味子、陈皮、青皮、炒神曲、黄柏、葛根、苍术、白术、升麻、泽泻组成，加上生姜、大枣煎制而成。（方略）

用法 加生姜两片，大枣两枚同煎，温服。

功用 清暑益气，除湿健脾。

主治 平素气虚，又感暑湿证。症见身热头痛，口渴自汗，四肢困倦，不思饮食，胸满身重，大便溏薄，小便短赤，苔腻，脉虚。

缩脾饮 温脾清暑

[原文]

缩脾饮用清暑气，砂仁草果乌梅暨。甘草葛根扁豆加，吐泻烦渴温脾胃。砂仁、草果（煨）、乌梅、甘草（炙）各四两，扁豆（炒研）、葛根各二两。暑必兼湿，而湿属脾土，故用砂仁、草果利气温脾，扁豆解暑渗湿，葛根升阳生津，甘草补土和中，乌梅清热止渴。古人治暑多用温，如香薷饮、大顺散之类。暑为阴证此所谓。洁古曰：中热为阳证，为有余；中暑为阴证，为不足。经曰：脉虚身热，得之伤暑。大顺散杏仁姜桂甘，散寒燥湿斯为贵。先将甘草白沙炒，次入干姜、杏仁炒，合肉桂为末，每服一钱。吴鹤皋曰：此非治暑，乃治暑月饮冷受伤之脾胃耳。

[白话解] 缩脾饮可以用来清除暑气。此方由砂仁、草果、乌梅、炙甘草加上葛根、白扁豆组成，有温脾止泻、除烦止渴之功效。古人治疗被暑邪寒湿所致的阴暑证多用温药，本方就是这样。附方大顺散（《太平惠民和剂局方》）由干姜、肉桂、杏仁、甘草组成，是散寒燥湿极为珍贵的代表方。（方略）

用法 共研粗末，每服 9～12 克，水煎冷服。

功用 理脾化湿，祛暑生津。

主治 暑湿伤脾证。症见呕吐泄泻，烦躁口渴，以及暑月酒食所伤等。

附方 大顺散（《太平惠民和剂局方》）：干姜 肉桂 杏仁去皮尖，各四斤 甘草三十斤，先将甘草用白砂炒至八分黄熟，次入干姜同炒，令姜裂，再入杏仁又同炒，候杏仁不作声为度，用筛隔净，后入肉桂，一起捣细罗为散，每次 6 克，水煎去滓，温服。功用：散寒燥湿，祛暑理脾。主治：夏月外感风寒，湿困脾胃证。症见食少体倦，呕吐泄泻，水谷不分，脉沉缓。

生脉散 保肺复脉

[原文]

生脉散麦味与人参，保肺清心治暑淫。气少汗多兼口渴，病危脉绝急煎斟。人参五分，麦冬八分，五味子九粒。人参大补肺气，麦冬甘寒润肺，五味酸收敛肺，并能泻火生津。盖心主脉，肺朝百脉，补肺清心，则气充而脉复。将死脉绝者服之，能令复生。夏月火旺烁金，尤宜服之。

[白话解] 生脉散由麦冬、五味子、人参组成，主治暑淫伤人，有保肺清心之功效。气短、多汗、口渴及病危脉绝者，当急用本方煎汤服用。（方略）

用法 水煎服。

功用 益气生津，敛阴止汗。

主治 （1）温热、暑热耗伤气阴证。症见汗多神疲，体倦乏力，气短懒言，咽干口渴，舌干红少苔，脉虚细。

（2）久咳肺虚，气阴两伤证。症见呛咳少痰，气短自汗，口干舌燥，苔薄少津，脉虚数或虚细。

六一散 清暑利湿

[原文]

六一散滑石同甘草，解肌行水兼清燥。统治表里及三焦，热渴暑烦泻痢保。滑石六两，甘草一两，灯心汤下，亦有用姜汤下者。滑石气轻解肌，质重泻火，滑能入窍，淡能行水，故能通治上下表里之湿热，甘草泻火和中，又以缓滑石之寒滑。益元散碧玉散与鸡苏散，砂黛薄荷加之好。前方加辰砂，名益元散，取其清心；加青黛，名碧玉散，取其凉肝；加薄荷，名鸡苏散，取其散肺也。

[白话解] 六一散由六两滑石、一两甘草组成，有清解暑热、行水利湿之功效，能统治表里上下三焦，对身热口渴、暑热心烦、大便泄泻极为有效。益元散、碧玉散和鸡苏散，即六一散分别加上辰砂、青黛、薄荷叶组成，祛暑清热疗效更好。（方略）

用法 共研细末，每服9克，和白蜜少许，冷水或灯心汤调服，每日3次。

功用 清暑利湿。

主治 暑湿证。症见身热烦渴，小便不利，或泄泻。

附方

（1）益元散（《伤寒直格》）：即六一散加辰砂，灯心汤调服。功用：清心祛暑，兼能安神。主治：暑湿证兼见心悸怔忡，失眠多梦者。

（2）碧玉散（《伤寒直格》）：即六一散加青黛令如青碧色。功用：祛暑清肝。主治：暑湿证兼有肝胆郁热者。

（3）鸡苏散（《伤寒直格》）：即六一散加薄荷叶一分。功用：疏风祛暑。主治：暑湿证兼见微恶风寒，头痛头胀，咳嗽不爽者。

利湿之剂

（十三首　附方八）

五苓散 行水经剂

[原文]

五苓散仲景治太阳府，太阳经热传入膀胱腑者用之。白术泽泻猪茯苓。膀胱气化添官桂，利便消暑烦渴清。猪苓、茯苓、白术（炒）各十八铢，泽泻一两六铢，桂枝半两，每服三钱。二苓甘淡利水，泽泻甘咸泻水，能入肺肾而通膀胱，导水以泻火邪。加白术者，补土以制水；加官桂者，气化乃能出也。经曰：膀胱者，州都之官，津液藏焉，气化则能出矣。除桂名为四苓散，无寒但渴服之灵。湿胜则气不得施化，故渴，利其湿则渴自止。猪苓汤仲景除桂与术，加入阿胶滑石停。猪苓、茯苓、泽泻、阿胶、滑石各一两。滑石泻火解肌，最能行水。吴鹤皋曰：以诸药过燥，故加阿胶以存津液。此为和湿兼泻热，黄疸小便闭渴呕宁。五苓治湿胜，猪苓兼热胜。

145

[白话解] 五苓散主治膀胱蓄水证，此方由白术、泽泻、猪苓、茯苓、桂枝（或官桂）组成，可助膀胱气化，使小便通利，暑湿烦渴一并解除。本方除去桂枝（或官桂）名为"四苓散"，没有寒热只有小便不利、口渴者服用灵验。猪苓汤即本方去掉桂枝（或官桂）、白术，加入阿胶、滑石而成，有利水、清热、养阴之功效，能使黄疸、便闭、口渴、呕恶之人身体安康。（方略）

用法 共研细末，每服 3~6 克，水煎服。

功用 利水渗湿，温阳化气。

主治 （1）蓄水证。症见小便不利，头痛发热，烦渴欲饮，甚则水入即吐，舌苔白，脉浮。

（2）水湿内停证。症见水肿，泄泻，小便不利，以及霍乱吐泻等。

（3）痰饮证。症见脐下动悸，吐涎沫而头眩，或短气而咳。

附方

（1）四苓散（《明医指掌》）：本方即五苓散去桂枝（或官桂）而成，水煎服。功用：利水渗湿。

主治：水湿内停证。症见小便不利，大便溏泻，口渴等。

（2）猪苓汤（《伤寒论》）：本方即五苓散去桂枝（或官桂）、白术，加阿胶、滑石而成，五药各一两，水煎（阿胶烊化），分3次温服。功用：利水渗湿，清热养阴。主治：水热互结证。症见小便不利，发热，口渴欲饮，或心烦不寐，或兼有咳逆，或呕恶，或下利，舌红苔黄，脉细数。亦治血淋，小便涩痛，点滴难出，小腹满痛者。

以上三方均有利水渗湿作用，但五苓散主治太阳经腑同病之蓄水证，利水渗湿，兼有温阳化气之功；四苓散方去桂枝，专功利水渗湿；而猪苓汤又佐滑石清热利尿，阿胶养阴，使水去阴不伤，主治邪已入里化热，水热互结，热伤阴津之证。

小半夏加茯苓汤 行水消痞

[原文]

小半夏加茯苓汤，仲景。行水消痞有生姜。半夏一升，茯苓三两，生姜半斤。除茯苓，名小半夏汤。加桂除夏治悸厥，茯苓甘草汤名彰。加桂枝、甘草，除半夏，名茯苓甘草汤，仲景治伤寒水气乘心，厥而心下悸者，先治其水，却治其厥。火因水而下行，则眩悸止而痞满治矣。

[白话解] 小半夏加茯苓汤由半夏、茯苓、生姜组成，有行水消痞、降逆止呕之功效。本方除去半夏，加桂枝、甘草即茯苓甘草汤，治疗水停心下的心下悸，或四肢厥逆的证候疗效显著。（方略）

用法 水煎服。

功用 行水消痞，降逆止呕。

主治 膈间停水证。症见恶心呕吐，心下痞满，头眩心悸，口不渴等。

附方 茯苓甘草汤（《伤寒论》）：茯苓二两 桂枝二两 生姜三两 炙甘草一两，水煎分三次温服。功用：温中化饮，通阳利水。主治：饮停心下证。症见心下悸，口不渴，四肢厥逆等。

茯苓甘草汤系小半夏加茯苓汤去半夏，加桂枝、甘草而成。桂枝通阳化气，炙甘草补脾和中，助茯苓培土制水，兼调诸药，临床对于饮停心下之心悸，或四肢厥逆之证用之适宜。

肾着汤 湿伤腰肾

[原文]

肾着汤《金匮》内用干姜，茯苓甘草白术裹。伤湿身痛与腰冷，亦名甘姜苓术汤。干姜（炮）、茯苓各四两，甘草（炙）、白术（炒）各二两。此数药行水补土，此湿邪在经而未入脏腑者。黄芪防己汤，《金匮》除姜茯，术甘姜枣共煎尝。此治风水与诸湿，身重汗出服之良。黄芪、防己各一两，白术七钱半，甘草（炙）五钱，加姜、枣煎。防己大辛苦寒，通行十二经，开窍行水；黄芪生用达表，白术燥湿强脾，并能止汗。加甘草者，益土所以制水，又缓防己之峻急性也。

[白话解] 肾着汤由干姜、茯苓、甘草、白术组成，主治寒湿之邪所致腰重冷痛，此方又名"甘姜苓术汤"。黄芪防己汤即是肾着汤除去干姜、茯苓，加入防己、黄芪、白术，加生姜、大枣煎制而成，用来治疗风水、风湿证，脉浮身重、汗出恶风等都有良效。（方略）

用法 水煎温服。

功用 温脾祛湿。

主治 肾着证。症见身体重痛，腰以下冷痛，腰重如带五千钱，口不渴，饮食如故，小便自利，舌淡苔白，脉沉迟或沉缓。

附方 防己黄芪汤（《金匮要略》）：防己一两 黄芪一两一分 白术七钱半 甘草半两，共研细末，每次 3 克，加生姜四片，大枣一枚，水煎温服。功用：补气健脾，利水消肿。主治：卫表不固之风水证。症见汗出恶风，身重浮肿，小便不利，舌淡苔白，脉浮，以及风湿肢体重着麻木者。

防己黄芪汤系由肾着汤去干姜、茯苓，加生姜、大枣、黄芪、防己而成。方中黄芪益气固表；防己祛湿止痛，利水消肿，二药配伍，祛风不伤正，固表不留邪；白术健脾燥湿；炙甘草益气和中；煎加生姜、大枣既可调和营卫，又助白术、甘草健脾助运。全方诸药相合，则脾健表固湿去，用治风水或风湿症见脉浮身重、汗出恶风等皆有良效。

舟车丸 燥实阳水

[原文]

舟车丸，河间牵牛及大黄，遂戟芫花又木香。青皮橘皮加轻粉，燥实阳水却相当。口渴面赤气粗，便秘而肿胀者，为阳水。黑牵牛四两（炒），大黄二两（酒浸），甘遂（面裹煨）、芫花（醋炒）、大戟（面裹煨）、青皮（炒）、橘红各一两，木香五钱，轻粉一钱，水丸。牵牛、大黄、遂、戟、芫花行水厉药，木香、青、陈以行气，少加轻粉以透经络，然非实证不可轻投。

[白话解] 舟车丸由黑牵牛、大黄、甘遂、大戟、芫花、青皮、橘红、木香、轻粉组成，主治燥实阳水证。（方略）

用法 共研细末，水泛为丸，每服 1.5 克，清晨空腹温开水送下。

功用 逐水行气。

主治 水热内壅，气机阻滞证。症见水肿水胀，口渴气粗，腹胀而坚，大小便秘，舌苔白滑腻，脉沉数有力。

疏凿饮子_{阳水}

[原文]

疏凿饮子槟榔及商陆，苓皮大腹同椒目。赤豆芫羌泻木通，煎益姜皮阳水服。槟榔、商陆、茯苓皮、大腹皮、椒目、赤小豆、秦艽、羌活、泽泻、木通等份，加姜皮、枣煎。芫、羌散湿上升，通、泻泄湿下降，苓、腹、姜皮行水于皮肤，椒、豆、商、槟攻水于腹里，亦上下表里分消之意。

[白话解] 疏凿饮子由槟榔、商陆、茯苓皮、大腹皮、椒目、赤小豆、秦艽、羌活、泽泻、木通组成，加生姜皮水煎，主治阳水证。（方略）

用法 共研细末，每服 12 克，加生姜三片，水煎服。

功用 泻下逐水，疏风透表。

主治 水湿壅盛证。症见遍身水肿，喘息口渴，二便不利。

实脾饮 虚寒阴水

[原文]

实脾饮，严氏苓术与木瓜，甘草木香大腹加。草蔻附姜兼厚朴，虚寒阴水效堪夸。便利不渴而肿胀者，为阴水。茯苓、白术（土炒）、木瓜、甘草、木香、大腹皮、草豆蔻（煨）、附子（炮）、黑姜、厚朴（炒），加姜、枣煎。脾虚，补以苓、术、甘草；脾寒，温以蔻、附、黑姜；脾湿，利以茯苓、大腹皮；脾滞，导以厚朴、木香。又土之不足，由于木之有余，木瓜、木香皆能平肝泻木，使木不克土而脾和，则土能制水而脾实矣。经曰：湿胜则地泥，实土正所以制水也。

[白话解] 实脾饮由茯苓、白术、木瓜、木香、大腹皮、草豆蔻、附子、炮干姜、厚朴、炙甘草组成，治疗阳虚水肿有良好疗效。（方略）

用法 共研粗末，每服12克，加生姜五片，大枣一枚，水煎服。

功用 温阳健脾，行气利水。

主治 阳虚水肿证。症见身半以下肿甚，手足不温，口中不渴，胸腹胀满，大便溏薄，舌苔白腻，脉沉迟。

五皮饮 脾虚肤肿

[原文]

五皮饮《澹寮》用五般皮，陈茯姜桑大腹奇。陈皮、茯苓皮、姜皮、桑白皮、大腹皮。或用五加皮易桑白，脾虚肤胀此方司。脾不能为胃行其津液，故水肿。半身以上，宜汗；半身以下，宜利小便。此方于泻水之中，仍寓调补之意。皆用皮者，水溢皮肤，以皮行皮也。

[白话解] 五皮饮由五种皮类药材组成，即陈皮、茯苓皮、生姜皮、桑白皮、大腹皮。本方若去除桑白皮，用五加皮替换，功用、主治与上方相同，也可治疗脾虚水肿证。(方略)

用法 共研粗末，每服 9 克，水煎服。

功用 利水消肿，理气健脾。

主治 皮水之脾虚湿盛证。症见一身悉肿，肢体沉重，脘腹胀满，上气喘急，小便不利，以及妊娠水肿等，舌苔白腻，脉沉缓。

附方 五皮饮(《麻科活人全书》)：本方即上方去桑白皮，加五加皮而成。其功用、主治与上方基本相同。

两首五皮饮方仅一味药物不同，桑白皮甘寒，泻肺行水；而五加皮性偏温，有利水祛湿之功，这是两方不同之处。

羌活胜湿汤 湿气在表

[原文]

　　羌活胜湿汤,《局方》羌独芎,甘蔓藁本与防风。湿气在表头腰重,痛。发汗升阳有异功。风能胜湿升能降,气升则水自降。不与行水渗湿同。湿气在表宜汗。又风能胜湿,故用风药上升,使湿从汗散。羌活、独活各一钱,川芎、甘草(炙)、藁本、防风各五分,蔓荆子三分。如有寒湿,加附子、防己。若除独活芎蔓草,除湿汤升麻苍术充。除独活、川芎、蔓荆、甘草,加升麻、苍术,名羌活除湿汤,治风湿身痛。

　　[白话解] 羌活胜湿汤由羌活、独活、川芎、炙甘草、藁本、防风、蔓荆子组成,主治湿气在表、头腰重疼,发汗升阳有奇异功效。诸药相合祛风胜湿,清阳升,浊阴降,与用行水渗湿的方法治疗里湿不同。若本方除去独活、川芎、蔓荆子、甘草,加入升麻、苍术,即有祛风除湿功效的羌活除湿汤。(方略)

　　用法 水煎服。

　　功用 祛风胜湿。

主治 风湿在表证。症见头痛身重，肩背疼痛不可回顾，或腰脊重痛，难以转侧，苔白，脉浮。

附方 羌活除湿汤（《内外伤辨惑论》）：本方系羌活胜湿汤去独活、川芎、蔓荆子、甘草，加升麻、苍术而成，水煎服。功用：祛风除湿。主治：风湿相搏，一身尽痛。

大橘皮汤 水肿泄泻

[原文]

大橘皮汤治湿热，五苓六一二方缀。陈皮木香槟榔增，能消水肿及泄泻。用五苓散，赤茯苓一钱，猪苓、泽泻、白术、桂各五分；用六一散，滑石六钱，甘草一钱，加陈皮钱半，木香、槟榔各三分，每服五钱，加姜煎。小肠之水并入大肠，致小肠不利而大便泄泻。二散皆行水泻热之药，加槟榔峻下，陈皮、木香理气，以利小便而实大便也。水肿亦湿热为病，故皆治之。

[白话解] 大橘皮汤主治湿热内盛证。此方由五苓散、六一散两方相合，再加上陈皮、木香、槟榔组成，能消除水肿及大便泄泻。（方略）

用法 加生姜五片，水煎服。

功用 清热利湿，理气行水。

主治 湿热内盛证。症见水肿，大便泄泻，小便不利，心腹胀满。

茵陈蒿汤 黄疸

[原文]

茵陈蒿汤仲景治黄疸，阴阳寒热细推详。阳黄大黄栀子入，瘀热在里，口渴便秘，身如橘色，脉沉实者，为阳黄。茵陈六两，大黄二两（酒浸），栀子十四枚。茵陈发汗利水，能泄太阴阳明之湿热，栀子导湿热出小便，大黄导湿出大便。阴黄附子与干姜。以茵陈为主，如寒湿阴黄，色暗便溏者，除栀子、大黄，加干姜、附子以燥湿散寒。亦有不用茵陈者，仲景柏皮栀子汤。黄柏二两，栀子五十枚，甘草一两。

按：阳黄，胃有瘀热者，宜下之。如发热者，则势外出而不内入，不必汗下，惟用栀子、黄柏，清热利湿以和解之。若小便利，色白无热者，仲景作虚劳治，用小建中汤。

[**白话解**] 茵陈蒿汤主治湿热黄疸。用此方时阴黄、阳黄、湿热、寒湿要仔细推敲分辨。属阳黄用茵陈加入大黄、栀子即茵陈蒿汤；属阴黄将此方除去栀子、大黄、加入附子、干姜。也可不用茵陈，比如张仲景的柏皮栀子汤。（方略）

用法 水煎服。

功用 清热，利湿，退黄。

主治 黄疸之湿热并重证。症见一身面目俱黄，黄色鲜明，腹微满，口中渴，小便不利，舌苔黄腻，脉滑数或沉实。

附方 栀子柏皮汤（《伤寒论》）：栀子十五枚 黄柏二两 炙甘草一两，水煎服。功用：清热利湿。主治：湿热黄疸，伤寒身热发黄。

茵陈蒿汤与栀子柏皮汤均可治湿热黄疸，但茵陈蒿汤清热利湿并重，适用于湿热俱盛之黄疸；而栀子柏皮汤配伍栀子、黄柏清热燥湿，炙甘草甘缓和中，清热之力大于祛湿，故对于热重于湿之黄疸更为适宜。

八正散 淋痛尿血

[原文]

八正散，《局方》木通与车前，萹蓄大黄滑石研。甘草梢瞿麦兼栀子，煎加灯草痛淋蠲。一方有木香，治湿热下注，口渴咽干，淋痛尿血，小腹急满。木通、灯草、瞿麦降心火入小肠，车前清肝火入膀胱，栀子泻三焦郁火，大黄、滑石泻火利水之捷药，萹蓄利便通淋，草梢入茎止痛。虽治下焦，而不专于治下，必三焦通利，水乃下行也。

[白话解] 八正散由木通、车前子、萹蓄、大黄、滑石、甘草梢、瞿麦、栀子组成，加灯心草服，可治疗淋证。（方略）

用法 共研粗末，每服 6～9 克，灯心草煎汤送服。

功用 清热泻火，利水通淋。

主治 湿热淋证。症见尿频尿急，溺时涩痛，淋漓不畅，小便浑赤，甚则癃闭不通，小腹急满，口燥咽干，舌苔黄腻，脉滑数。

萆薢分清饮 膏淋白浊

[原文]

萆薢分清饮石菖蒲，甘草梢乌药益智俱。甘草梢减半，余药等份。或益茯苓盐煎服，加盐少许。通心固肾浊精驱。遗精、白浊。萆薢能泄厥阴、阳明湿热，去浊分清，乌药疏逆气而止便数，益智固脾胃而开郁结，石菖蒲开九窍而通心，甘草梢达肾茎而止痛，使湿热去而心肾通，则气化行而淋浊止矣，以此疏泄为禁止者也。缩泉丸益智同乌药，等份。山药为糊丸便数需。盐汤下，治便数遗尿。

[白话解] 萆薢分清饮由川萆薢、石菖蒲、甘草梢、乌药、益智仁组成，若加入茯苓加盐煎服，能通心窍、温肾固精、化湿浊。缩泉丸由乌药、益智仁组成，用酒煮山药成糊做成丸药，适用于治疗小便频数。（方略）

用法 共研粗末，每服 12 克，加盐少许，水煎服。

功用 温暖下元，分清化浊。

主治 膏淋、白浊之下焦虚寒证。症见小便频数，白如米泔，凝如膏糊，舌淡苔白，脉沉。

附方 缩泉丸（《妇人良方》）：益智仁 乌药各等份，共研细末，酒煮山药糊丸，每服 6 ~ 9 克，盐酒或米汤送下；亦可作汤剂，用量按原方比例酌定。功用：温肾祛寒，缩尿止遗。主治：下元虚冷证。症见小便频数，及小儿遗尿等。

当归拈痛汤_{脚气疮疡}

[原文]

当归拈痛汤，东垣羌防升，猪泽茵陈芩葛朋。二术苦参知母草，疮疡湿热服皆应。当归（酒洗）、羌活、防风、升麻、猪苓、泽泻、茵陈、黄芩（酒炒）、葛根、苍术、白术（土炒）、苦参、知母（并酒炒）、甘草（炙）。羌活通关节，防风散留湿，苦参、黄芩、茵陈、知母以泄湿热，当归以和气血，升、葛助阳而升清，芩、泻泄湿降浊，参、甘、二术补正固中，使苦寒不伤胃，疏泄不损气也。刘宗厚曰：此方东垣本治湿热脚气，后人用治诸疮，甚验。

[白话解] 当归拈痛汤由当归、羌活、防风、

升麻、猪苓、泽泻、茵陈、黄芩、葛根、白术、苍术、苦参、人参、知母、甘草组成，湿热疮疡证患者服之有效。（方略）

用法 水煎服。

功用 利湿清热，疏风止痛。

主治 湿热相搏，外受风邪证。症见遍身肢节烦痛，肩背沉重，或脚气肿痛，脚膝生疮，舌苔白腻或微黄，脉濡数。

润燥之剂

(十三首　附方二)

炙甘草汤虚劳肺痿

[原文]

炙甘草汤仲景参姜桂，麦冬生地大麻仁。大枣阿胶加酒服，虚劳肺痿效如神。甘草（炙）、人参、生姜、桂枝各三两，阿胶（蛤粉炒）二两，生地一斤，麦冬、麻仁（研）各半斤，枣十二枚，水、酒各半煎。仲景治伤寒脉结代，心动悸及肺痿唾多。《千金翼》用治虚劳，《宝鉴》用治呃逆，《外台》用治肺痿。参、草、麦冬益气复脉，阿胶、生地补血养阴，枣、麻润滑以缓脾胃，姜、桂辛温以散余邪。

[白话解] 炙甘草汤由炙甘草、人参、生姜、桂枝、麦冬、生地黄、大麻仁、大枣、阿胶组成。组方诸药除阿胶外，用清酒和水先煎煮，取汁放阿胶烊化服用，治疗虚劳肺痿疗效神奇。（方略）

用法 酒水各半煎煮，阿胶烊化，分三次温服。

功用 益气养血，温阳复脉。

主治 （1）阴血不足，阳气虚弱证。症见脉结代，心动悸，虚羸少气，舌光少苔，或舌质干而瘦小者。

（2）虚劳肺痿证。症见干咳无痰，或咳唾涎沫，形瘦短气，虚烦不眠，白汗或盗汗，咽干舌燥，大便干结，脉虚数。

滋燥养荣汤 血虚风燥

[原文]

滋燥养荣汤两地黄，芩甘归芍及艽防。艽、防风药润剂。爪枯肤燥兼风秘，火灼金伤血液亡。当归（酒洗）二钱，生地、熟地、白芍（炒）、黄芩（酒炒）、秦艽各一钱，防风、甘草各五分。

[白话解] 滋燥养荣汤由生地黄、熟地黄、酒炒黄芩、当归、炒芍药、秦艽、甘草、防风组成，主治爪甲枯槁、皮肤干燥、大便燥结等火灼肺阴、血虚外燥之证。（方略）

用法 水煎服。

功用 清热润燥，滋阴养血。

主治 火灼肺金，血虚外燥证。症见皮肤干燥皱揭，爪甲枯槁，筋脉拘急，肌肤瘙痒，大便燥结等。

活血润燥生津饮 内燥血枯

[原文]

活血润燥生津液，丹溪。二冬熟地兼瓜蒌。桃仁红花及归芍，利便通幽善泽枯。熟地、当归、白芍各一钱，天冬、麦冬、瓜蒌各八分，桃仁（研）、红花各五分。

[白话解] 活血润燥生津饮由天冬、麦冬、熟地黄、瓜蒌、桃仁、红花、当归、白芍组成，能润燥生津，活血通便，对皮肤枯槁之证有润泽之效。（方略）

用法 水煎服。

功用 润燥生津，活血通便。

主治 内燥血枯证。症见皮肤干燥，口干舌燥，大便秘结等。

润肠丸 风秘血秘

[原文]

润肠丸东垣用归尾羌，桃仁麻仁及大黄。归尾、
羌活、大黄各五钱，桃仁、火麻仁各一两，蜜丸。归尾、桃
仁润燥活血，羌活散火搜风，大黄破结通幽，麻仁滑肠利窍。
或加芜防皂角子，风湿加秦艽、防风、皂角子（烧存性
研）。皂角子得湿则滑，善通便秘，艽、防治风。风秘血秘
善通肠。治风燥、血燥致大便秘。

[白话解] 润肠丸由当归尾、羌活、桃仁、麻
仁、大黄组成。若加上秦艽、皂角子，使风秘、血
秘皆通畅。（方略）

用法 共研细末，白蜜和丸，每服 6～9 克，开
水送下；亦可作汤剂，用量按原方比例酌定。

功用 润肠通便，疏风活血。

主治 风秘、血秘证。症见大便秘结，或大便带
血，不思饮食等。

附方 活血润燥丸（《兰室秘藏》）：系润肠丸加
防风、皂角子而成。其用法及功用、主治同润肠丸，

唯其祛风胜湿通便作用更为显著。

韭汁牛乳饮_{反胃噎膈}

[原文]

　　韭汁牛乳饮，丹溪反胃滋，养荣散瘀润肠奇。五汁安中饮，张任候姜梨藕，三般加入用随宜。牛乳半斤，韭叶汁少许，滚汤顿服，名韭汁牛乳饮。牛乳六分，韭汁、姜汁、藕汁、梨汁各一分。和服，名五汁安中饮，并治噎膈反胃。噎膈，由火盛血枯，或有瘀血寒痰，阻滞胃口，故食入反出也。牛乳润燥养血为君，韭汁、藕汁消瘀益胃，姜汁温胃散痰，梨汁消痰降火，审证用之，加陈酒亦佳，以酒乃米汁也。

　　[白话解] 韭汁牛乳饮治疗反胃，滋燥养血、散瘀润肠功效奇特。五汁安中饮即本方加上姜汁、梨汁、藕汁而成，这三味药须根据病情加减应用才适宜。（方略）

　　用法 上二汁相合，时时小口地喝，有痰阻者，加入姜汁。

　　功用 润燥养血，益胃消瘀。

主治 血枯胃燥之反胃噎嗝证。症见食下胃脘痛，反胃呕吐，不欲饮食，大便秘结等。

附方 五汁安中饮（《汤头歌诀》引张任候方）：系韭汁牛乳饮再加姜汁、梨汁、藕汁而成，水煎，少量频服。功用、主治与韭汁牛乳饮相似。

韭汁牛乳饮与五汁安中饮均可治疗反胃噎嗝证，但五汁安中饮又配伍生姜汁温胃散痰，梨汁润燥消痰降火，藕汁益胃化瘀，临床消瘀化痰之力较胜。

通幽汤 噎塞便秘

[原文]

通幽汤东垣中二地俱，桃仁红花归草濡。升麻升清以降浊，清阳不升，则浊阴不降，故大便不通。生地、熟地各五分，桃仁（研）、红花、当归身、甘草（炙）、升麻各一钱。噎塞便秘此方需。有加麻仁大黄者，当归润肠汤名殊。上药皆润燥通肠。

[白话解] 通幽汤由生地黄、熟地黄、桃仁、红花、当归身、炙甘草、升麻组成。炙甘草活血化瘀、润肠通便，升麻升清阳，则浊阴自降。幽门不

通、便秘之人当用此方。有的再加上麻仁和大黄，即与通幽汤主治相同而名称不同的当归润肠汤。（方略）

用法 水煎温服。

功用 养血润燥，活血通幽。

主治 瘀阻幽门，血枯不润证。症见噎塞，气不得上下，大便艰难等。

附方 当归润肠汤（《兰室秘藏》）：通幽汤加麻仁、大黄而成，功用、主治同通幽汤，润肠通便之力更强，临床适用于大肠燥热、大便秘结不通者。

搜风顺气丸 风秘肠风

[原文]

搜风顺气丸大黄蒸，郁李麻仁山药增。防风车前及槟枳，菟丝牛膝山茱仍。中风风秘及气秘，肠风下血总堪凭。大黄（九蒸九晒）五两，火麻仁、郁李仁（去皮）、山药（酒蒸）、车前子、牛膝（酒蒸）、山萸肉各三两，菟丝子（酒浸）、防风、槟榔、枳壳（麸炒）各一两，蜜丸。防风润肾搜风，槟榔顺气破滞，大黄经蒸晒则性稍和缓，同二仁滑利，润燥通幽。牛膝、车前下行利水，加山药、山茰肉、菟丝子固本益阳，不使过于攻散也。

[白话解] 搜风顺气丸由九蒸九晒之大黄、郁李仁、火麻仁、山药、防风、车前子、槟榔、炒枳壳、菟丝子、怀牛膝、山茱萸组成，是中风、风秘、气秘及肠风下血可依赖的方剂。（方略）

用法 共研细末，和蜜为丸，每服 6~9 克，清茶或温酒、米汤送下；亦可作汤剂，用量按原方比例酌定。

功用 润燥通便，搜风顺气。

主治 风秘、气秘证。症见肠风下血，大便秘结，小便不畅，周身瘙痒，脉浮数。

消渴方 胃热消渴

[原文]

消渴方丹溪中花粉连，藕汁生地汁牛乳研。粉、连研末，诸汁调服。或加姜汁蜜为膏服，泻火生津益血痊。黄连泻心火，生地滋肾水，藕汁益胃，花粉生津，牛乳润燥益血。

[白话解] 消渴方由天花粉末、黄连末、藕汁、

生地黄汁、牛乳组成，或再加入生姜汁、蜂蜜做成膏服用，有泻火生津、益血润燥之功效。（方略）

用法 将花粉末、黄连末和入藕汁、生地黄汁、牛乳中调匀服；或再加入生姜汁、蜂蜜做成膏，噙化。

功用 清热生津，养血润燥。

主治 胃热消渴证。症见善消水谷，多食易饥，口渴欲饮等。

白茯苓丸肾消

[原文]

白茯苓丸治肾消，花粉黄连草薢调。二参熟地覆盆子，石斛蛇床脆胜要。音皮鸥，即鸡肫皮也。茯苓、花粉、黄连、草薢、人参、元参、熟地黄、覆盆子各一两，石斛、蛇床子各七钱半，鸡肫皮三十具（微炒），蜜丸，磁石汤下。黄连降心火，石斛平胃热，熟地、元参生肾水，覆盆、蛇床固肾精，人参补气，花粉生津，茯苓交心肾，草薢利湿热，顿服治肾消，磁石色黑属水，假之入肾也。

[**白话解**] 白茯苓丸主治肾消。此方由白茯苓、

天花粉、黄连、萆薢、人参、玄参、熟地黄、覆盆子、石斛、蛇床子、鸡内金组成。（方略）

用法 共研细末，和蜜为丸，每服 6～9 克，磁石煎汤送下；亦可作汤剂，用量按原方比例酌定。

功用 补肾清热，养阴润燥。

主治 肾消证。症见两腿渐细，腿脚无力，口渴多饮，小便频数，尿浑如膏脂等。

猪肾荠苨汤 解毒治肾消

[原文]

猪肾荠苨汤，《千金》参茯神，知芩甘草石膏因。磁石天花同黑豆，强中消渴此方珍。下消之证，茎长兴盛，不交精出，名强中。缘服邪术热药而毒盛也。猪肾一具，大豆一升，荠苨、人参、石膏各三两，磁石（绵裹）、茯神、知母、黄芩、葛根、甘草、花粉各二两。先煮豆、肾去渣，以药分三服。知、芩、石膏以泻邪火，人参、甘草以固正气，葛根、花粉以生津，荠苨、黑豆最能解毒，磁石、猪肾引之入肾也。

[白话解] 猪肾荠苨汤由猪肾、荠苨、人参、

茯神，加上知母、黄芩、葛根、甘草、石膏、磁石、天花粉、黑大豆组成，是治疗肾消强中的珍贵方剂。（方略）

用法 用水先煮猪肾、黑大豆取汁，用汁煎诸药，分三次服。

功用 泻火解毒，补肾养阴。

主治 肾消强中证。症见强中，小便频数，唇焦口渴，多饮，或发痈疽等。

地黄饮子 消渴烦躁

[原文]

地黄饮子《易简》参芪草，二地二冬枇斛参。泽泻枳实疏二腑，躁烦消渴血枯含。人参、黄芪、甘草（炙）、天冬、麦冬、生地、熟地、枇杷叶（蜜炙）、石斛、泽泻、枳实（麸炒），每服二钱。参、芪、甘草以补其气，气能生水，二地、二冬以润其燥，润能益血，石斛平胃，枇杷降气，泽泻泻膀胱之火，枳实泻大肠之滞，使二腑清，则心、肺二脏之气得以下降，而渴自止。

[白话解] 地黄饮子由人参、黄芪、炙甘草、

173

生地黄、熟地黄、天冬、麦冬、枇杷叶、石斛组成，加上泽泻、枳实用来疏利膀胱和大肠，烦躁消渴、阴虚血枯之人当服用。（方略）

用法 共研粗末，每服9克，水煎服。

功用 滋阴清热，除烦止渴。

主治 消渴之阴虚内热证。症见咽干口渴，多饮，烦躁，面赤，小便频多等。

酥蜜膏酒气令声嘶

[原文]

酥蜜膏酒《千金》用饴糖，二汁百部及生姜。杏枣补脾兼润肺，声嘶气惫酒温尝。酥蜜、饴糖、枣肉、杏仁（细研）、百部汁、生姜汁，共煎一次，久如膏，酒温细细咽下，服之自效也。

[白话解] 酥蜜膏酒由酥、白蜜、饴糖、百部汁、生姜汁组成，加上杏仁、枣肉补脾润肺，气短乏力、声音嘶哑之人当用酒调服。（方略）

用法 上药用微火缓缓煎熬如膏，用酒调服，细细咽下，每服一汤匙。

功用 养阴润肺。

主治 阴虚肺燥证。症见声音嘶哑，咽喉干燥，或见咳喘，吐涎沫，气短乏力等。

清燥汤 燥金受湿热之邪

[原文]

清燥汤，东垣二术与黄芪，参苓连柏草陈皮。猪泽升柴五味曲，麦冬归地痿方推。治肺金受湿热之邪，痿躄喘促，口干便赤，黄芪钱半，苍术（炒）一钱，白术（炒）、陈皮、泽泻各五分，人参、茯苓、升麻各三分，当归（酒洗）、生地、麦冬、甘草（炙）、神曲（炒）、黄柏（酒炒）、猪苓各二分，柴胡、黄连（炒）各一分，五味九粒，煎。肺属辛金，主气；大肠为庚金，主津。燥金受湿热之邪，则寒水生化源绝，而痿躄喘渴诸症作矣。参、芪、苓、术、陈、草补土以生金，麦、味保金而生水，连、柏、归、地泻火滋阴，猪、泽、升、柴升清降浊，则燥金肃清，水出高原，而诸病平矣。此方不尽润药，因有清燥二字，故附记于此。然东垣所云清燥者，盖指肺与大肠为燥金也。

[白话解] 清燥汤由苍术、白术、黄芪、人参、白茯苓、黄连、黄柏、炙甘草、陈皮、猪苓、泽泻、

升麻、柴胡、五味子、神曲、麦冬、当归身、生地黄组成，是治疗痿证值得推荐的药方。(方略)

用法 共研粗末，每服 10 ~ 15 克，水煎服。

功用 养阴润燥，清热祛湿。

主治 湿热伤肺，肾阴不足证。症见痿躄喘促，胸满少食，头眩身重，口渴，小便短赤等。

泻火之剂

（二十七首　附方九）

黄连解毒汤 三焦实热

[原文]

黄连解毒汤四味，毒，即火热也。黄柏黄芩栀子备。等份。躁狂大热呕不眠，吐血衄鼻血，音：女六切斑黄均可使。若云三黄石膏汤，再加麻黄及淡豉。见《表里门》。此为伤寒温毒盛，三焦表里相兼治。栀子金花丸加大黄，黄芩、黄柏、黄连、栀子、大黄，水丸。润肠泻热真堪倚。

[白话解]　黄连解毒汤由四味药组成，即黄连、黄芩、黄柏、栀子。大热烦躁、呕吐不眠、吐血、衄血、瘀斑及黄疸均可服用此方。若称三黄石膏汤，是本方加上黄连、麻黄及淡豆豉而成，主治伤寒温毒盛，兼治三焦表里热盛。栀子金花丸是本方加大黄而成，是润肠泻热值得依赖的方剂。（方略）

用法 水煎服。

功用 泻火解毒。

主治 三焦火毒热盛证。症见大热烦躁，口燥咽干，错语不眠；或热病吐血，衄血；或热甚发斑，身热下利，湿热黄疸；外科痈疽疔毒，小便黄赤，舌红苔黄，脉数有力。

附方

（1）三黄石膏汤（《伤寒六书》）：黄连三两 黄柏 黄芩各二两 栀子二两 麻黄 淡豆豉各一两，水煎服。功用：清热解毒，解表透邪。主治：伤寒温毒盛。

（2）栀子金花丸（《医方集解》）：黄连三两 黄柏 黄芩各二两 栀子十四枚 大黄，共研细末，做成水丸，每服6克。功用：泻热润肠通便。主治：三焦实热，大便不通。

黄连解毒汤、三黄石膏汤、栀子金花丸均具有清热解毒之功，治热毒壅盛之证，但三黄石膏汤方中配伍麻黄、淡豆豉，解表透邪，表里双解；栀子金花丸则加大黄，以加强泻火之功，使火热之邪从大便而解。

附子泻心汤 恶寒痞满

[原文]

　　附子泻心汤，仲景用三黄，寒加热药以维阳。芩、连各一两，大黄二两，附子一枚（炮）。恐三黄重损其阳，故加附子。痞乃热邪寒药治，伤寒痞满，从外之内，满在胸而不在胃，多属热邪，故宜苦泻。若杂病之痞，从内之外，又宜辛散。恶寒加附始相当。经曰：心下痞，按之软，关脉浮者，大黄黄连泻心汤。心下痞而复恶寒，汗出者，附子泻心汤。大黄附子汤同意，温药下之妙异常。大黄、细辛各二两，附子一枚（炮）。《金匮》曰：阳中有阴，宜以温药下其寒，后人罕识其旨。

　　[白话解] 附子泻心汤由附子、大黄、黄连、黄芩组成，寒热药物并用可温经扶阳。对热邪所致痞证用寒药治疗，与恶寒者加附子治疗的方法差不多（寒热并用）。大黄附子汤由大黄、附子、细辛组成，有温里散寒之功效，与附子泻心汤寒热并用意义相同。（方略）

179

用法 水煎服，附子先煎一小时。

功用 清热消痞，扶阳固表。

主治 热痞兼表阳不足证。症见心下痞满，按之柔软不痛，心下或胸中烦热，口渴，恶寒汗出，舌淡苔薄黄，脉浮重按无力或沉细数。

附方 大黄附子汤（《金匮要略》）：大黄三两 炮附子三枚　细辛一两，水煎服。功用：温里散寒，通便止痛。主治：寒积里实证。症见腹痛便秘，四肢不温，舌苔白腻，脉沉弦而紧。

大黄附子汤所治乃素体阳虚，寒实内结之证，方以辛热的附子、细辛温阳散寒，大黄泻下通便，寒热并用，攻补兼施，而成温下的代表方剂。

半夏泻心汤 胸下虚痞

［原文］

半夏泻心汤，仲景黄连芩，干姜甘草与人参。大枣和之治虚痞，法在降阳而和阴。半夏半斤，黄连一两，干姜、黄芩、甘草（炙）、人参各三两，大枣十二枚。治伤寒下之早，胸满而不痛者，为痞；身寒而呕，饮食不下，非柴胡证。凡用泻心者，多属误下，非传经热邪，否而不泰为痞。泻心者，必以苦，故用芩、连；散痞者，必以辛，故用姜、夏；欲交阴阳通上下者，以和其中，故用参、甘、大枣。

[白话解] 半夏泻心汤由半夏、黄连、黄芩、干姜、炙甘草、人参组成，大枣调和诸药，主治误下虚痞，关键在泄热散痞，使阴阳和谐。（方略）

用法 水煎服。

功用 平调寒热，散结除痞。

主治 寒热错杂，肠胃不和之痞证。症见心下痞，但满而不痛，或呕吐，肠鸣下利，舌苔腻而微黄。

白虎汤 肺胃实热

[原文]

白虎汤仲景用石膏煨，知母甘草粳米陪。石膏一斤，知母六两，甘草二两，粳米六合。亦有加入人参者，名人参白虎汤。躁烦热渴舌生苔。白虎，西方金神。此方清肺金而泻火，故名。然必实热方可用之，或有血虚身热，脾虚发热及阴盛格阳，类白虎汤证，投之，不可救也。

按：白虎证脉洪大有力，类白虎证脉大而虚，以此为辨。又当观小便，赤者为内热，白者为内寒也。

[**白话解**] 白虎汤由石膏、知母、炙甘草、粳米组成，也有加入人参则名为"白虎加人参汤"，治疗躁烦热渴、舌生苔颇有功效。（方略）

用法 水煎至米熟汤成，去滓温服。

功用 清热生津。

主治 阳明气分热盛证。症见壮热面赤，烦渴引饮，汗出恶热，脉洪大有力，或滑数。

附方 白虎加人参汤（《伤寒论》）：石膏一斤 知母六两 炙甘草二两 粳米六合 人参二两，水煎至米熟汤成，去滓温服。功用：清热益气生津。主治：气分热盛，气津两伤证。症见身热而渴，汗多而脉大无力，以及暑病见有气津两伤等证。

竹叶石膏汤 脾胃虚热

[**原文**]

竹叶石膏汤仲景人参，麦冬半夏与同林。甘草生姜兼粳米，暑烦热渴脉虚寻。竹叶二把，石膏一斤，人参三两，甘草（炙）三两，麦冬一升，半夏、粳米各半斤，加姜煎。治伤寒解后，呕渴少气。竹叶、石膏之辛寒，以散余热；参、甘、粳、麦之甘平，以补虚生津；姜、夏之辛温，以豁痰止呕。

[白话解] 竹叶石膏汤由竹叶、石膏、人参、麦冬、半夏、甘草、粳米组成，加生姜煎煮而成，暑烦热渴、脉虚者当使用此方。（方略）

用法 水煎至米熟汤成，去滓温服。

功用 清热生津，益气和胃。

主治 伤寒、温病、暑病之后，余热未清，气津两伤证。症见身热多汗，心胸烦闷，气逆欲呕，口干喜饮，或虚烦不寐，舌红少苔，脉虚数。

升阳散火汤 火郁

[原文]

升阳散火汤，东垣葛升柴，羌独防风参芍侪。生炙二草加姜枣，阳经火郁发之佳。柴胡八钱，葛根、升麻、羌活、独活、人参、白芍各五钱，防风二钱半，甘草三钱，生甘草二钱。每服五钱，加姜、枣煎。火发多在肝、胆

183

之经，以木盛能生火，而二经俱挟相火，故以柴胡散肝为君，羌、防以发太阳之火，升、葛以发阳明之火，独活以发少阴之火。加参、甘者，补土以泻火；加白芍者，泻肝而益脾，且令散中有补，发中有收也。

[白话解] 升阳散火汤由葛根、升麻、柴胡、羌活、独活、防风、人参、白芍、生甘草、炙甘草，加生姜、大枣煎服而成，升脾胃阳气，散中焦郁火，疗效颇佳。（方略）

用法 加生姜、大枣，水煎服。

功用 升脾胃阳气，散中焦郁火。

主治 脾胃火郁证。症见四肢发热，肌热，骨髓中热，热如火燎，扪之烙手。

凉膈散 膈上实热

[原文]

凉膈散，《局方》硝黄栀子翘，黄芩甘草薄荷饶。竹叶蜜煎疗膈上，叶生竹上，故治上焦。中焦燥实服之消。连翘四两，大黄（酒浸）、芒硝、甘草各二两，栀子（炒黑）、黄芩（酒炒）、薄荷各一两，为末，每服三钱，加竹叶、生蜜煎。连翘、薄荷、竹叶以升散于上，栀、芩、硝、黄以推泻于下，使上升下行，而膈自清矣。加甘草、生蜜者，病在膈，甘以缓之也。潘思敬曰：仲景调胃承气汤，后人加味一变而为凉膈散，再变而为防风通圣散。

[白话解] 凉膈散由芒硝、大黄、连翘、黄芩、甘草、薄荷、栀子组成，加竹叶、白蜜水煎服用，主治上焦火热证，也能消除中焦燥实。（方略）

用法 共研粗末，每服 6～12 克，加竹叶七片、白蜜少许，水煎服。

功用 泻火通便，清上泄下。

主治 上中二焦火热证。症见烦躁口渴，面赤唇焦，胸膈烦热，口舌生疮，或咽痛吐衄，便秘溲赤，或大便不畅，舌红苔黄，脉滑数。

清心莲子饮 心火淋渴

[原文]

清心莲子饮，《局方》石莲参，地骨柴胡赤茯苓。芪草麦冬车前子，躁烦消渴及崩淋。石莲、人参、柴胡、赤茯苓、黄芪各三钱，黄芩（酒炒）、地骨皮、麦冬、车前子、甘草（炙）各二钱。参、芪、甘草补虚泻火，柴胡、地骨退热平肝，黄芩、麦冬清热上焦，赤茯、车前利湿下部，中以石莲交其心肾也。

[**白话解**] 清心莲子饮由石莲子、人参、地骨皮、柴胡、赤茯苓、黄芩、黄芪、炙甘草、麦冬、车前子组成，主治烦躁消渴及血崩带下、遗精淋浊等症。（方略）

用法 水煎服。

功用 益气养阴，清心利水。

主治 心火偏盛，气阴两虚，湿热下注证。症见遗精淋浊，血崩带下，遇劳则发；或口舌干燥，烦躁发热。

甘露饮 胃中湿热

[**原文**]

甘露饮，《局方》两地生、熟与茵陈，芩枳枇杷黄芩、枳壳、枇杷叶石斛伦。甘草二冬天、麦平胃热，等份煎。二地、二冬、甘草、石斛平胃肾之虚热，清而兼补，黄芩、茵陈折热而去湿，枳壳、枇杷抑气而降火。桂苓犀角可加均。加茯苓、肉桂，名桂苓甘露饮。《本事》方加犀角通治胃中湿热，口疮吐衄。

[白话解] 甘露饮由生地黄、熟地黄、茵陈、黄芩、枳壳、枇杷叶、石斛、炙甘草、天冬、麦冬组成，方中天冬、麦冬、炙甘草能滋阴清热。本方加上等量肉桂、茯苓，名为"桂苓甘露饮"，增强利尿祛湿作用；加上犀角，增强清热解毒之力。（方略）

用法 水煎服。

功用 滋阴降火，清热利湿。

主治 胃中湿热证。症见口臭喉疮，齿根宣露，及吐衄齿龈出血等。

附方 桂苓甘露饮（《黄帝素问宣明论方》）：滑石四两 石膏 寒水石 甘草各二两 白术 茯苓 泽泻各一两 猪苓 肉桂各半两，共研粗末，每服9克，姜汤或温开水调下。功用：清暑解热，化气利湿。主治：暑湿证。症见发热头痛，烦渴引饮，小便不利，及霍乱吐下，腹痛满闷；小儿吐泻，惊风。

桂苓甘露饮药众力宏，兼能化气利水，宜于暑湿俱盛，病情较重，属邪干肠胃者。

清胃散 _{胃火牙痛}

[原文]

清胃散东垣用升麻黄连，当归生地牡丹全。或益石膏平胃热，口疮吐衄口血、鼻血及牙宣。齿龈出血。黄连泻心火，亦泻脾火，丹皮、生地平血热，当归引血归经，石膏泻阳明之火，升麻升阳明之清。

昂按：古人治血，多用升麻。然上升之药，终不可轻施。

[白话解] 清胃散由升麻、黄连、当归、生地黄、丹皮组成。若加石膏，可消除胃热，使口疮、吐衄、牙宣出血一并解除。（方略）

用法 水煎服。

功用 清胃凉血。

主治 胃中积热证。症见牙痛牵引头痛，面颊发热，其齿恶热喜冷，或牙龈溃烂，或牙宣出血，或唇舌颊腮肿痛，口气热臭，口舌干燥，舌红苔黄，脉滑数。

泻黄散 胃热口疮

[原文]

泻黄散甘草与防风，石膏栀子藿香充。炒香蜜酒调和服，胃热口疮并见功。防风四两，甘草二两，黑栀子一两，藿香七钱，石膏五钱。栀子、石膏泻肺胃之火，藿香辟恶调中，甘草补脾泻热。重用防风者，能发脾中伏火，又能与土中泻木也。

[白话解] 泻黄散由甘草、防风、石膏、栀子、藿香组成，各药炒后用蜜酒调服，治疗胃热口疮皆有功效。（方略）

用法 水煎服。

功用 泻脾胃伏火。

主治 脾胃伏火证。症见口疮口臭，烦热易饥，口燥唇干，舌红苔黄，脉数，及小儿脾热弄舌等。

钱乙泻黄散 脾胃火郁

[原文]

钱乙泻黄散升防芷，芩夏石斛同甘枳。亦治胃热及口疮，火郁发之斯为美。升麻、防风、白芷各钱半，黄芩、枳壳、石斛各一钱，甘草七分。升、防、白芷以散胃火，芩、夏、枳壳以清热开郁，石斛、甘草以平胃调中。

[白话解] 钱乙泻黄散由升麻、防风、白芷、黄芩、半夏、石斛、枳壳、甘草组成，用来治疗胃热和口疮，发散脾胃郁火效果好。（方略）

用法 加生姜三片，水煎服。

功用 发散脾胃郁火。

主治 脾胃郁火证。症见口唇燥裂，或生口疮。

泻白散 肺火

[原文]

泻白散，钱乙桑皮地骨皮，甘草粳米四般宜。桑白皮、地骨皮各一钱，甘草五分，粳米百粒。桑皮泻肺火，地骨透虚热，甘草补土生金，粳米和中清肺。李时珍曰：此泻肺诸方之准绳也。参茯知芩皆可入，人参、茯苓、知母、黄芩，听症加减，名加减泻白散。肺炎喘嗽此方施。

[白话解] 泻白散由桑白皮、地骨皮、甘草、粳米组成，也可根据病证加入人参、茯苓、知母、

黄芩，成加减泻白散，肺炎咳嗽、气喘之人当使用此方。（方略）

用法 共研粗末，加粳米一撮，水煎服。

功用 泻肺清热，止咳平喘。

主治 肺热喘咳证。症见气喘咳嗽，皮肤蒸热，日晡尤盛，舌红苔黄，脉细数。

附方

（1）加减泻白散（《医学发明》）：桑白皮一两 地骨皮七钱 甘草 陈皮 青皮 五味子 人参各五钱 茯苓三钱，水煎服。功用：泻肺清热，止咳平喘，益胃止呕。主治：肺热咳嗽，喘急呕吐。

（2）加减泻白散（《卫生宝鉴》）：桑白皮一两 知母 陈皮 桔梗 地骨皮各五钱 青皮 甘草 黄芩各三钱，水煎服。功用：泻肺清热，止咳平喘，行气利膈。主治：咳嗽气喘，烦热口渴，胸膈不利。

泻青丸 肝火

[原文]

泻青丸钱乙用龙胆栀，下行泻火大黄资。羌防升上芎归润，火郁肝经用此宜。龙胆草、黑栀子、大黄（酒蒸）、羌活、防风、川芎、当归（酒洗），等份，蜜丸，竹叶汤下。羌、防引火上升，栀、胆、大黄抑火下降，芎、归养肝血而润肝燥。

[白话解] 泻青丸由龙胆草、黑栀子、大黄、羌活、防风、当归、川芎组成，依赖大黄下行泻火，羌活、防风发散郁火，川芎、当归活血养血，肝火郁结证用此方最适宜。（方略）

用法 共研细末，和蜜为丸，每服9克，竹叶煎汤或温开水送下，小儿酌减；亦可作汤剂，用量按原方比例酌定。

功用 清泻肝火。

主治 肝火郁结证。症见目赤肿痛，烦躁易怒，不能安卧，尿赤便秘，舌红苔黄，脉弦数；以及小儿急惊，热盛抽搐者。

龙胆泻肝肠 肝经湿热

[原文]

龙胆泻肝汤，《局方》栀芩柴，生地车前泽泻偕。

木通甘草当归合，肝经湿热力能排。胆草（酒炒）、栀子（酒炒）、黄芩（酒炒）、生地（酒炒）、柴胡、车前子、泽泻、木通、当归、甘草（生用）。龙胆、柴胡泻肝胆之火，黄芩、栀子泻肺与三焦之热，以佐之，泽泻泻肾经之湿，木通、车前泻小肠、膀胱之湿，以佐之，归、地养血补肝，甘草缓中益胃，不令苦寒过于泄下也。

[**白话解**] 龙胆泻肝汤由龙胆草、栀子、黄芩、柴胡、生地黄、车前子、泽泻、木通、甘草、当归组成，有泻肝胆实火、清下焦湿热之功效。（方略）

用法 水煎服。

功用 泻肝胆实火，清肝经湿热。

主治 （1）肝胆实火上炎证。症见头痛目赤，胁痛，口苦，耳聋，耳肿，舌红苔黄，脉弦数。

（2）肝胆湿热下注证。症见阴肿，阴痒，筋痿阴汗，小便淋浊，妇女带下黄臭，舌红苔黄腻，脉弦滑数。

当归龙荟丸 肝火

[**原文**]

当归龙荟丸，《宣明》用四黄，龙胆芦荟木麝香。

黑栀青黛姜汤下，一切肝火尽能攘。当归（酒洗）、胆草（酒洗）、栀子（炒黑）、黄连（酒炒）、黄柏（酒炒）、黄芩（酒炒）各一两，大黄（酒浸）、青黛（水飞）、芦荟各五钱，木香二钱，麝香五分，蜜丸，姜汤下。肝木为生火之源，诸经之火因之而起，故以青黛、龙胆入本经而直折之，而以大黄、芩、连、栀、柏通平上下三焦之火也。芦荟大苦、大寒，气燥入肝。恐诸药过于寒泻，故用当归养血补肝，用姜汤辛温为引。加木、麝者，取其行气通窍也。然非实热，不可轻投。

[白话解] 当归龙荟丸由四黄（黄连、黄柏、黄芩、大黄）加上当归、龙胆草、芦荟、木香、麝香、栀子、青黛组成，白蜜和丸，生姜汤送下，一切肝胆实火皆能消除。（方略）

用法 共研细末，白蜜和丸，每服 6 克，生姜汤送下；亦可作汤剂，用量按原方比例酌定。

功用 清肝泻火。

主治 肝胆实火证。症见神志不宁，惊悸搐搦，躁扰狂越，头目昏眩，耳聋耳鸣，便秘溲赤，两胁痛引少腹，舌红苔黄，脉弦数。

左金丸 肝火

[原文]

左金丸，丹溪萸连六一丸，肝经火郁吐吞酸。黄连六两（姜汁炒），吴茱萸一两（盐汤泡），亦名萸连丸。肝实则作痛，或呕酸。心为肝子，故用黄连泻心清火，使火不克金，则金能制木而肝平矣。吴茱萸能入厥阴行气解郁，又能引热下行，故以为反佐。寒者正治，热者反治，使之相济以立功也。左金者，使肺右之金得行于左而平肝也。再加芍药名戊己，丸。热泻热痢服之安。戊为胃土，己为脾土，加芍药伐肝安脾，使木不克土。连附六一汤治胃痛，寒因热用理一般。黄连六两，附子一两。亦反佐也。

[白话解]

左金丸由黄连六两、吴茱萸一两组成，主治肝经火旺而致呕吐吞酸之证。再加上芍药，名为"戊己丸"，热泻、热痢者服之身体安。连附六一汤由黄连、附子，加姜、枣煎服而成，主治胃疼，寒因热用与左金丸清泻肝火道理相同。（方略）

用法 共研细末，水泛成丸，每服2~3克，温开水送服；亦可作汤剂，用量按原方比例酌定。

功用 清泻肝火，降逆止呕。

主治 肝火犯胃证。症见胁肋胀痛，嘈杂吞酸，呕吐口苦，舌红苔黄，脉弦数。

附方

（1）戊己丸（《太平惠民和剂局方》）：黄连 吴茱萸 芍药各五两，共研细末，面糊为丸，每服9克，浓煎米汤送下；亦可作汤剂，用量按原方比例酌定。功用：疏肝理脾，清热和胃。主治：肝脾不和证。症见胃痛吞酸，腹痛泄泻，及热泻、热痢等。

（2）连附六一汤（《医学正传》）：黄连六两 附子一两，加姜、枣，水煎服。功用：清肝泻火。主治：肝火太盛，胃脘痛，呕吐酸水。

导赤散淋小肠火

[原文]

导赤散，钱乙生地与木通，甘草梢竹叶四般攻。口糜淋痛小肠火，引热同归小便中。等份煎。生地凉心血，竹叶清心气，木通泻心火入小肠，草梢达肾茎而止痛。

[白话解] 导赤散由生地、木通、甘草梢，加

196

竹叶煎制而成，有清心凉血、利水通淋之功效。对口舌生疮、淋痛、小肠之火，皆能上清心火引热从小便而出。（方略）

用法 共研细末，每服9克，加竹叶适量，水煎服。

功用 清心养阴，利水通淋。

主治 心经热盛证。症见心胸烦热，口渴面赤，意欲饮冷，以及口舌生疮；或心热下移小肠，小便赤涩刺痛，舌红脉数。

清骨散骨蒸劳热

[原文]

清骨散用银柴胡，胡连秦艽鳖甲符。地骨青蒿知母草，骨蒸劳热保无虞。银柴胡钱半，胡黄连、秦艽、鳖甲（童便炙）、地骨皮、青蒿、知母各一钱，甘草（炙）五分。地骨、胡连、知母以平内热，柴胡、青蒿、秦艽以散表邪，鳖甲引诸药入骨而补阴，甘草和诸药而泻火。

[白话解] 清骨散由银柴胡、胡黄连、秦艽、炙鳖甲、地骨皮、青蒿、知母、炙甘草组成，骨蒸

劳热之人服用身体无忧。（方略）

用法 水煎服。

功用 清虚热，退骨蒸。

主治 骨蒸劳热证。症见午后或夜间潮热，肤蒸心烦，咽干盗汗，舌红少苔，脉细数。

普济消毒饮 大头天行

[原文]

普济消毒饮，东垣芩连鼠，玄参甘桔蓝根侣。升柴马勃连翘陈，僵蚕薄荷为末咀。黄芩（酒炒）、黄连（酒炒）各五钱，玄参、甘草（生用）、桔梗、柴胡、陈皮（去白）各二钱，鼠粘子、板蓝根、马勃、连翘、薄荷各一钱，僵蚕、升麻各七分，末服，或蜜丸噙化。或加人参及大黄，虚者加人参，便秘加大黄。大头天行力能御。大头天行，亲戚不相访问，染者多不救。原文曰：芩、连泻心肺之火为君，玄参、陈皮、甘草泻火补肺为臣，连翘、薄荷、鼠粘、蓝根、僵蚕、马勃散肿消毒定喘为佐，升麻、柴胡散阳明、少阳二经之阳，桔梗为舟楫，不令下行为载。李东垣曰：此邪热客心肺之间，上攻头面为肿，以承气泻之，是为诛伐无过，遂处此方，全活甚众。

[白话解] 普济消毒饮由黄芩、黄连、牛蒡子、玄参、甘草、桔梗、板蓝根、升麻、柴胡、马勃、连翘、陈皮，加上僵蚕、薄荷为末而成。有的根据病证加入人参或大黄，治疗大头瘟卓有成效。（方略）

用法 水煎服。

功用 清热解毒，疏风散邪。

主治 大头瘟之风热疫毒证。症见恶寒发热，头面红肿焮痛，目不能开，咽喉不利，舌燥口渴，舌红，苔白兼黄，脉浮数有力。

清震汤 雷头风

[原文]

清震汤河间治雷头风，升麻苍术两般充。二味，《局方》名升麻汤。荷叶一枝升胃气，邪从上散不传中。头面肿痛疙瘩，名雷头风，一云头如雷鸣。东垣曰：邪在三阳，不可过用寒药重剂诛伐无过处，清震汤升阳解毒，盖取震为雷之义。

[白话解] 清震汤主治雷头风，此方由升麻、苍术组成，内用一枝全荷叶可升胃气，助辛温升散

之药上行而发散，使邪不传里。（方略）

用法 水煎服。

功用 升阳解毒。

主治 雷头风。症见头目肿痛，或头如雷鸣。

桔梗汤 肺痈咳吐脓血

［原文］

桔梗汤《济生》中用防己，桑皮贝母瓜蒌子。甘枳当归薏杏仁，黄芪百合姜煎此。桔梗、防己、瓜蒌、贝母、当归、枳壳、薏苡仁、桑白皮各五分，黄芪七分，杏仁、百合、甘草各三分，姜煎。肺痈吐脓或咽干，便秘大黄可加使。一方有人参，无枳壳。黄芪补肺气，杏仁、薏仁、桑皮、百合补肺清火，瓜蒌、贝母润肺除痰，甘、桔开提气血，利膈散寒，防己散肿除风，泻湿清热，当归以和其血，枳壳以利其气。

［白话解］桔梗汤由桔梗、防己、桑白皮、贝母、瓜蒌子、甘草、枳壳、当归、薏苡仁、杏仁、黄芪、百合，加生姜煎制而成，主治肺痈吐脓血、咽干多渴之证。便秘者可在此方中加大黄使用。（方略）

用法 加生姜五片，水煎服。

功用 清热祛湿，化痰排脓。

主治 肺痈。症见心胸气壅，咳吐脓血，心神烦闷，咽干多渴，两脚肿满，小便黄赤，大便艰涩，舌红，苔黄腻，脉滑数。

清咽太平丸 肺火咯血

[原文]

清咽太平丸薄荷芎，柿霜甘桔及防风。犀角蜜丸治膈热，早间咯血颊常红。两颊，肺肝之部。早间，寅卯木旺之时，木盛生火，来克肺金。薄荷十两，川芎、柿霜、甘草、防风、犀角各二两，桔梗三两，蜜丸。川芎，血中气药，散瘀升清；防风，血药之使，搜肝泻肺；薄荷理血散热，清咽除蒸；犀角凉心清肝，柿霜生津润肺，甘草缓炎上之火势，桔梗载诸药而上浮。

[白话解] 清咽太平丸由薄荷、川芎、柿霜、甘草、桔梗、防风、犀角组成，和白蜜制成药丸，主治膈上有热、早间咯血、两颊泛红之证。（方略）

用法 共研细末，白蜜和丸，每服 1 丸；亦可作汤剂，用量按原方比例酌定。

功用 清热泻火，凉血止血。

主治 肝火犯肺证。症见咳嗽咯血，咽喉不利，两颊泛红，舌红苔黄，脉弦数。

消斑青黛饮_{胃热发斑}

[原文]

消斑青黛饮，陶节庵栀连犀，知母玄参生地齐。石膏柴胡人参甘草，便实参去大黄跻。去人参，加入大黄。姜枣煎加一匙醋，阳邪里实此方稽。发斑虽由胃热，亦诸经之火有以助之。青黛、黄连清肝火，栀子清心肺之火，玄参、知母、生地清肾火，犀角、石膏清胃火。引以柴胡，使达肌表，使以姜、枣，以和营卫。热毒入里，亦由胃虚，故以人参、甘草益胃。加醋者，酸以收之也。

[白话解] 消斑青黛饮由青黛、栀子、黄连、犀角、知母、玄参、生地黄、石膏、柴胡、人参、甘草组成。便实者去人参，增加大黄，加生姜、大枣煎制，加一匙醋服用。阳邪里实之人可将此方作为法式。（方略）

用法 加生姜、大枣，水煎，加醋一匙服。

功用 清热解毒，凉血消斑。

主治 胃热发斑证。症见皮肤斑疹，色红而深，身热不退，口渴烦躁，舌红，苔少，脉细数。

辛夷散 肺湿鼻瘜

[原文]

辛夷散严氏里藁本防风，白芷升麻与木通。芎细川芎、细辛甘草茶调服，鼻生息肉此方攻。肺经湿热，上蒸于脑，入鼻而生息肉，犹湿地得热而生芝菌也。诸药等份，末服三钱。辛夷、升麻、白芷能引胃中清阳上行头脑，防风、藁本能入巅顶燥热祛风，细辛散热通窍。川芎散郁疏肝，木通、茶清泻火下行，甘草甘平，缓其辛散也。

[**白话解**] 辛夷散由辛夷、藁本、防风、白芷、升麻、木通、川芎、细辛、甘草组成，清茶调服，此方主治鼻生息肉。（方略）

用法 共研细末，每服9克，清茶调服；亦可作汤剂，用量按原方比例酌定。

功用 清热祛湿，升阳通窍。

主治 鼻息之肺经湿热证。症见鼻生息肉，鼻塞，气息不通，不闻香臭，舌红，苔黄腻，脉滑数。

苍耳散 风热鼻渊

[原文]

苍耳散陈无择中用薄荷，辛夷白芷四般和。葱茶调服疏肝肺，清升浊降鼻渊瘥。苍耳子（炒）二钱半，薄荷、辛夷各五钱，白芷一两，末服。凡头面之疾，皆由清阳不升，浊阴逆上所致。浊气上灼于脑，则鼻流浊涕为渊。数药升阳通窍，除湿散风，故治之也。

[**白话解**] 苍耳散由苍耳子、薄荷叶、辛夷、白芷四味药组成，用葱茶调服，疏肝泻肺，使清阳上升、浊阴下降，鼻渊瘥愈。（方略）

用法 共研细末，每服6克，葱茶调服；亦可作汤剂，用量按原方比例酌定。

功用 疏风散邪，升阳通窍。

主治 鼻渊之风热证。症见流黄浊鼻涕，鼻塞不通。

妙香散_{惊悸梦遗}

[原文]

妙香散，王荆公山药与参芪，甘桔二茯远志随。少佐辰砂木香麝，惊悸郁结梦中遗。山药二两（乳汁炒）、人参、黄芪（蜜炙）、茯苓、茯神、远志（炒）各一两，桔梗、甘草各三钱，辰砂二钱，木香二钱半，麝香一钱，为末，每服二钱，酒下。山药固精，参、芪补气，远志、二茯清心宁神，桔梗、木香疏肝清肺，辰、麝镇心，散郁辟邪，甘草补中，协和诸药，使精、气、神相依，邪火自退。不用固涩之药，为泄遗良剂，以其安神利气，故亦治惊悸郁结。

[白话解] 妙香散由山药、人参、黄芪、甘草、桔梗、茯苓、茯神、远志、少许辰砂、木香、麝香组成，主治忧思郁结、惊悸不安、梦遗失精之证。（方略）

用法 共研细末，每服6克，酒送下；亦可作汤剂，用量按原方比例酌定。

功用 清心安神，益气养血。

主治 热扰心神，气血不足证。症见惊悸不安，梦遗失精。

除痰之剂

(十首 附方五)

二陈汤—切痰饮

[原文]

二陈汤《局方》用半夏陈，益以茯苓甘草臣。半夏（姜制）二钱，陈皮（去白）、茯苓各一钱，甘草五分，加姜煎。利气调中兼去湿，一切痰饮此为珍。陈皮利气，甘草和中，苓、夏除湿，湿除气顺，痰饮自散。导痰汤内加星枳，顽痰胶固力能驯。加胆星以助半夏，加枳实以成冲墙倒壁之功。若加竹茹与枳实，汤名温胆可宁神。二陈汤加竹茹、枳实，名温胆汤，治胆虚不眠。润下丸丹溪仅陈皮草，利气祛痰妙绝伦。陈皮（去白）八两，盐五钱（水浸洗），甘草二两。蜜炙，蒸饼糊丸，姜汤下。或将陈皮盐水煮晒，同甘草为末，名二贤散，不可多服，恐损元气。

[白话解] 二陈汤用半夏、陈皮加上白茯苓、

炙甘草组成，有燥湿化痰、理气和中之功效，是治疗一切痰饮的珍贵方剂。导痰汤（《妇人良方》）是本方加胆南星、枳实而成，治疗顽痰胶固卓有成效。本方若加上竹茹、枳实，名为"温胆汤"，有理气化痰、清胆和胃、安神之功效。润下丸仅用陈皮、炙甘草两味药，利气祛痰功效绝妙。（方略）

用法 加生姜3克，乌梅一个，水煎服。

功用 燥湿化痰，理气和中。

主治 湿痰咳嗽证。症见咳嗽，痰多色白易咳，胸膈痞闷，恶心呕吐，肢体倦怠，或头眩心悸，舌苔白润或白腻，脉滑。

附方

（1）导痰汤（《妇人大全良方》）：半夏二钱 南星 枳实 茯苓 橘红各一钱 甘草五分 生姜十片，水煎服。功用：燥湿祛痰，行气开郁。主治：痰涎壅盛证。症见胸膈痞塞，或咳嗽恶心，饮食少思，及肝风夹痰，呕不能食，头晕口干，不时吐痰，甚或痰厥。

（2）温胆汤（《三因极一病证方论》）：半夏

竹茹　枳实各二两　陈皮三两　炙甘草一两　茯苓一两半，加生姜6克，大枣1~2个，水煎服。功用：理气化痰，清胆和胃。主治：胆胃不和，痰浊内扰证。症见胆怯易惊，虚烦不宁，失眠多梦，或呕吐呃逆，眩晕，癫痫，舌苔白腻微黄，脉弦滑等。

（3）润下丸（又名二贤散，即《证治准绳·类方》二贤散）：陈皮八两　炙甘草二两，共研细末，用蒸饼泡成糊做丸；亦可作汤剂，用量按原方比例酌定。功用：利气祛痰。主治：膈中痰饮证。症见积块少食。

涤痰汤 中风痰证

[原文]

涤痰汤严氏用半夏星，甘草橘红参茯苓。竹茹菖蒲兼枳实，痰迷舌强服之醒。治中风痰迷心窍，舌不能言。半夏（姜制）、胆星各二钱半，橘红、枳实、茯苓各三钱，人参、菖蒲各一钱，竹茹七分，甘草五分，加姜煎，此即导痰汤。加人参扶正，菖蒲开窍，竹茹清金。

[白话解] 涤痰汤由姜制半夏、胆南星、甘草、

橘红、人参、茯苓、竹茹、石菖蒲、枳实组成，痰迷心窍、舌强之人服之即愈。（方略）

用法 加姜、枣，水煎服。

功用 涤痰开窍。

主治 中风痰迷心窍证。症见舌强不能言。

青州白丸子 风痰惊悸

[原文]

青州白丸星夏并，白附川乌俱用生。晒露糊丸姜薄引，风痰瘫痪小儿惊。半夏（水浸去衣）七两，南星、白附子各二两，川乌（去皮、脐）五钱。四味俱生用，为末，袋盛，水摆出粉，再擂再摆，以尽为度，瓷盆盛贮，日晒夜露，春五夏三秋七冬十日，糯米糊丸，姜汤下，瘫痪酒下，惊风，薄荷汤下。痰之生也，由于风寒湿。星、夏辛温，祛痰燥湿；乌、附辛热，散寒逐风。漫而曝之，杀其毒也。

[白话解] 青州白丸子由生天南星、生半夏、生白附子、生川乌制成，日晒夜露糯米糊丸，姜汤或薄荷汤服下，主治风痰、瘫痪、小儿惊风等证。

（方略）

用法 研极细末，盛绢袋中，用井水摆出粉，手搓以尽为度，将药置瓷盆中，日晒夜露，每日换清水搅之，春五日、夏三日、秋七日、冬十日，晒干，糯米糊丸如绿豆大。初服五丸，加至十五丸，姜汤下。瘫痪每服二十丸，温酒下。小儿惊风每服二三丸，薄荷汤下。

功用 祛风化痰，燥湿散寒。

主治 风痰壅盛证。症见呕吐涎沫，半身不遂，口眼㖞斜，手足瘫痪，及小儿惊风等。

清气化痰丸 顺气行痰

[原文]

清气化痰丸星夏橘，杏仁枳实栝楼实。芩苓姜汁为糊丸，气顺火消痰自失。半夏（姜制）、胆星各两半，橘红、枳实（麸炒）、杏仁（去皮尖）、栝楼仁（去油）、黄芩（酒炒）、茯苓各一两，姜制，糊丸，淡姜汤下。气能发火，火能生痰。陈、杏降逆气，枳实破滞气，芩、栝平热气，星、夏燥湿气，茯苓行水气。水湿火热，皆生痰之本也，故化痰必以清气为先。

[白话解] 清气化痰丸由胆南星、半夏、橘红、杏仁、枳实、瓜蒌仁、黄芩、茯苓组成，姜汁为糊制成药丸，服之气顺、火消、痰消除。（方略）

用法 共研细末，姜汁为丸，每次 6 ~ 9 克，每日 2 次，温开水送服；亦可作汤剂，用量按原方比例酌定。

功用 清热化痰，理气止咳。

主治 痰热咳嗽证。症见咳嗽痰黄，咳之不爽，胸膈痞闷，甚则气急呕恶，舌质红，苔黄腻，脉滑数。

常山饮痰疟

[原文]

常山饮《局方》中知贝取，乌梅草果槟榔聚。姜枣酒水煎露之，劫痰截疟功堪诩。常山（烧酒炒）二钱，知母、贝母、草果（煨）、槟榔各一钱，乌梅二个，一方加穿山甲、甘草。疟未发时，面东温服。知母治阳明独胜之热，草果治太阴独胜之寒，二经和则阴阳不致交争矣。常山吐痰行水，槟榔下气破积，贝母清火散痰，乌梅敛阴退热。须用在发散表邪及提出阳分之后为宜。

[**白话解**] 常山饮由常山、知母、贝母、乌梅、草果、槟榔、生姜、大枣组成，水酒煎制，露一宿服之，劫痰截疟，功效值得夸赞。（方略）

用法 水酒各半煎，露一宿，空腹温服。

功用 劫痰截疟。

主治 痰疟证。症见寒热往来，心下胀满，气逆欲呕。

礞石滚痰丸 顽痰怪病

[**原文**]

滚痰丸王隐君用青礞石，大黄黄芩沉木香。百病多因痰作祟，顽痰怪证力能匡。青礞石一两，用焰硝一两，同入瓦罐，盐泥固济，煅至石色如金为度，大黄（酒蒸）、黄芩（酒洗）各八两，沉香五钱，为末，水丸，姜汤下，量虚实服。礞石慓悍，能攻陈积伏匿之痰；大黄荡实热，以开下行之路；黄芩凉心肺，以平上僭之火；沉香能升降诸气，以导诸药，为使。然非实体不可轻投。

[**白话解**] 礞石滚痰丸由礞石、熟大黄、黄芩、

沉香组成，主治实热老痰作祟的各种病证，顽痰怪症皆能治愈。（方略）

用法 水泛小丸，每服 5～9 克，每日 1～2 次；亦可作汤剂，用量按原方比例酌定。

功用 泻火逐痰。

主治 实热老痰证。症见癫狂惊悸，或怔忡昏迷，或咳喘痰稠，或胸脘痞闷，或眩晕耳鸣，或绕项结核，或口眼瞤动，或不寐，或梦寐奇怪之状，或骨节猝痛难以名状，或噎塞烦闷，大便秘结，舌红，苔黄厚，脉滑数有力。

金沸草散 咳嗽多痰

[原文]

金沸草散《活人》前胡辛，半夏荆甘赤茯因。煎加姜枣除痰嗽，肺感风寒头目颦。旋覆花、前胡、细辛各一钱，半夏五分，荆芥钱半，甘草（炙）三分，赤茯苓六分。风热上壅，故生痰作嗽。荆芥发汗散风，前胡、旋覆消痰降气，半夏燥痰散逆，甘草发散缓中，细辛温经，茯苓利湿，用赤者，入血分而泻丙丁也。局方金沸草散不用细辛茯，加入麻黄赤芍均。治同。

[白话解] 金沸草散由旋覆花（即金沸草的花）、前胡、细辛、半夏、荆芥穗、炙甘草、赤茯苓组成，加生姜、大枣煎服，可去除咳嗽痰多、肺感风寒、头目昏痛之证。《太平惠民和剂局方》的金沸草散系本方去细辛、赤茯苓，加入麻黄、赤芍而成。（方略）

用法 加生姜五片，大枣一枚，水煎服。

功用 理肺化痰，解表散寒。

主治 痰嗽之外感风寒证。症见咳嗽痰多，发热恶寒，头目昏痛，鼻塞声重，舌淡苔白，脉浮。

附方 金沸草散（《太平惠民和剂局方》）：麻黄 前胡各三两 荆芥穗四两 甘草 半夏 赤芍各一两 加生姜三片，枣一个，水煎服。功用：宣肺发表，化痰止咳。主治：外感风寒，痰热壅肺证。症见咳嗽喘满，痰涎不利。

以上两首虽均名金沸草散，但朱肱所制金沸草散，方中配伍细辛、生姜等辛温发散之品，临床对于外感风寒之痰嗽证较为适宜；而《局方》之金沸草散，不用细辛、赤茯苓，加麻黄宣肺发表，赤芍凉血清热，既可制约麻黄辛温峻汗之性，又能解风寒郁经之邪热，故适用于外感风寒，郁而化热之痰热咳嗽证者。

半夏天麻白术汤 痰厥头痛

[原文]

半夏天麻白术汤，东垣。参芪橘柏及干姜。苓泻麦芽苍术曲，太阴痰厥头痛良。半夏、麦芽各钱半，白术、神曲（炒）各一钱，人参、黄芪、陈皮、苍术、茯苓、泽泻、天麻各五分，干姜三分，黄柏（酒洗）二分。痰厥，非半夏不能除；风虚，非天麻不能定。二术燥湿益气，黄芪泻火补中，陈皮调气升阳，苓、泻泻热导水，曲、麦化滞助脾，干姜以涤中寒，黄柏以泻在泉少火也。

[白话解] 半夏天麻白术汤由半夏、天麻、白术、人参、黄芪、陈皮、黄柏、干姜，加白茯苓、泽泻、麦芽、苍术、炒神曲组成，主治太阴痰厥头痛。（方略）

用法 水煎服。

功用 燥湿化痰，平肝息风。

主治 痰厥头痛证。症见头痛如裂，咳痰黏稠，眼黑头眩，恶心烦闷，身重如山，四肢厥冷等。

顺气消食化痰丸 酒食生痰

[原文]

顺气消食化痰丸，瑞竹堂。青皮星夏菔子苏攒。曲麦山楂葛杏附，蒸饼为糊姜汁抟。半夏（姜制）、胆星各一斤，陈皮（去白）、青皮、苏子、沉香（水炒）、莱菔子、生姜、麦芽（炒）、神曲（炒）、山楂（炒）、葛根、杏仁（去皮尖，炒）、香附（醋炒）各一两，姜汁和，蒸饼为糊丸。痰由湿生，星、夏燥湿；痰因气升，苏子、杏仁降气；痰因气滞，青、陈、香附导滞；痰生于酒食，曲、葛解酒，楂、麦消食。湿去食消，则痰不生，气顺则喘满自止矣。

[白话解] 顺气消食化痰丸由青皮、陈皮、胆南星、半夏、生莱菔子、炒苏子、炒神曲、炒麦芽、炒山楂、葛根、杏仁、香附组成，用姜汁和蒸饼煮糊，捏成药丸服用。（方略）

用法 共研细末，用姜汁和丸，每服9克；亦可作汤剂，用量按原方比例酌定。

功用 顺气化痰，健脾消食。

主治 酒食生痰证。症见酗酒积食，胸膈胀闷，喘满痰多，色白而黏，舌淡苔白，脉滑实。

截疟七宝饮 祛痰截疟

[原文]

截疟七宝饮，《易简》常山果，槟榔朴草青陈伙。水酒合煎露一宵，阳经实疟服之妥。常山（酒炒）、草果（煨）、槟榔、厚朴、青皮、陈皮、甘草等份。水酒各半煎露之，发日早晨面东温服。常山吐痰，槟榔破积，陈皮利气，青皮伐肝，厚朴平胃，草果消膏粱之痰。加甘草入胃，佐常山引吐也。

[白话解] 截疟七宝饮由常山、草果、槟榔、厚朴、炙甘草、青皮、陈皮组成，水酒各半煎制，露一宿，阳经实疟之人服用疗效佳。（方略）

用法 水酒各半煎，疟发前 2 小时服。

功用 燥湿祛痰，截疟。

主治 痰湿疟疾。症见寒热往来，数发不止，胸闷脘痞，头痛呕恶，舌苔白腻，脉弦滑浮大。

收涩之剂

（九首　附方一）

金锁固精丸 梦遗精滑

[原文]

金锁固精丸芡莲须，龙骨蒺藜牡蛎需。莲粉为糊丸盐酒下，涩精秘气滑遗无。芡实（蒸）、莲须蕊、沙苑蒺藜各二两，龙骨（酥炙）、牡蛎（盐水煮一日夜，煅粉）各一两，莲子粉为糊丸，盐汤或酒下。芡实固精补脾，牡蛎涩精清热，莲子交通心肾，蒺藜补肾益精，龙骨、莲须皆固精收脱之品。

[白话解] 金锁固精丸由芡实、莲须、龙骨、沙苑蒺藜、牡蛎组成，莲子粉糊制丸，淡盐水或酒服下，能涩精秘气，使遗精、滑泄完全解除。（方略）

用法 莲子粉糊丸，每服 9 克，空腹淡盐汤下；或加莲子肉适量，水煎服。

218

功用 涩精补肾。

主治 肾虚精关不固证。症见遗精滑泄，神疲乏力，腰酸耳鸣，舌淡苔白，脉细弱；亦治肾虚不摄之尿频、遗尿。

茯菟丹遗精消渴

[**原文**]

茯菟丹《局方》疗精滑脱，菟苓五味石莲末。酒煮山药为糊丸，亦治强中及消渴。强中者，下消之人，茎长兴盛，不交精出也。菟丝子十两（酒浸），五味子八两，白茯苓、石莲各三两，山药六两，酒煮为糊丸。漏精，盐汤下；赤浊，灯心汤下；白浊，茯苓汤下；消渴，米饮下。菟丝强阴益阳，五味涩精生水，石莲清心止浊，山药利湿固脾，茯苓甘淡渗湿，于补阴之中能泄肾邪也。

[**白话解**] 茯菟丹主治阴精滑脱之证。此方由菟丝子、白茯苓、五味子、石莲肉组成，酒煮山药成糊状，与以上药末混合制成药丸，也可用来治疗强中及消渴证。（方略）

用法 先酒浸菟丝子，余酒煮山药为糊，和余药末为丸，每服 9 克，每日 2～3 次。遗精用淡盐汤下；白浊用茯苓汤下；赤浊用灯心汤下；消渴及强中证用米汤下。

功用 交通心肾，涩精止浊。

主治 心肾不交证。症见溺有余沥，小便白浊，梦寐频泄，强中消渴。

治浊固本丸湿热精浊

[原文]

治浊固本丸莲蕊须，砂仁连柏二苓俱。益智半夏同甘草，清热利湿固兼驱。固本之中，兼利湿热。莲须、黄连（炒）各二两，砂仁、黄柏、益智仁、半夏（姜制）、茯苓各一两，猪苓二两，甘草（炙）三钱。精浊多由湿热与痰，连、柏清热，二苓利湿，半夏除痰。湿热多由郁滞，砂、智利气，兼能固肾强脾。甘草补土和中，莲须则涩以止脱也。

[白话解] 治浊固本丸由莲须、砂仁、黄连、黄柏、茯苓、猪苓、益智仁、半夏和炙甘草组成，兼有清热利湿、益脾固肾之功效。（方略）

用法 共研细末，每次 6～9 克，每日 3 次，空腹温酒送服；亦可作汤剂，用量按原方比例酌定。

功用 清热祛湿，补脾固肾。

主治 湿热精浊证。症见小便白浊，尿如米泔，或遗精早泄，腰酸神疲，舌红苔黄腻，脉滑数，重按无力。

诃子散_{寒泻脱肛}

［原文］

诃子散东垣用治寒泻，炮姜粟壳橘红也。诃子（煨）七分，炮姜六分，罂粟壳（去蒂，蜜炙）、橘红各五分，末服。粟壳固肾涩肠，诃子收脱住泻，炮姜逐冷补阳，陈皮升阳调气。河间诃子散木香诃草连，仍用术芍煎汤下。诃子一两半（生煨），木香五钱，黄连三钱，甘草二钱，为末煎，白术、白芍汤调服。久泻，以此止之，不止者，加入厚朴二钱。二方药异治略同，亦主脱肛便血者。

［白话解］ 诃子散用来治疗虚寒泄泻证。此方由煨诃子、炮姜、罂粟壳、橘红组成。河间诃子散（《素问病机气宜保命集》）由诃子、木香、甘草、黄连组成，用白术、芍药煎汤服下，两者药物组成不同，但功效略同，皆主治便血及久泻而致脱肛者。

（方略）

用法 水煎服。

功用 涩肠止泻，温阳散寒。

主治 虚寒泄泻证。症见泄泻，完谷不化，脱肛不收，肠鸣腹痛，或久痢，便脓血，舌淡苔白，脉沉迟。

附方 河间诃子散（《素问病机气宜保命集》）：诃子一两，半生半煨　木香五钱　甘草二钱　黄连三钱，为末，每服6克，用白术、芍药汤调下。功用：涩肠止泻。主治：久泻。

诃子散与河间诃子散均能治久泻不止而兼脱肛便血之证，但诃子散方中配伍炮姜，主治虚寒泄泻证；河间诃子散中则用黄连，可用于湿热泄泻或下痢脓血之证。

桑螵蛸散 便数健忘

[原文]

桑螵蛸散寇宗奭治便数，参苓龙骨同龟壳。菖蒲远志及当归，补肾宁心健忘觉。桑螵蛸（盐水炒），人参、茯苓（一用茯神）、龙骨（煅）、龟板（酥炙）、菖蒲（盐炒）、远志、当归等份，为末，临卧服二钱，人参汤下。治小便数而欠，补心虚，安神。虚则便数，故以人参、螵蛸补之；热则便欠，故以龟板滋之，当归润之。菖蒲、茯苓、远志并能清心热而通心肾，使心脏清则小肠之腑宁也。

[**白话解**] 桑螵蛸散主治小便频数。此方由桑螵蛸、人参、茯神、龙骨、龟甲、菖蒲、远志和当归组成，有补肾宁心安神作用，对健忘之证有效。（方略）

用法 除人参外，共研细末，每服 6 克，睡前人参汤调下；亦可作汤剂，用量按原方比例酌定。

功用 调补心肾，涩精止遗。

主治 心肾两虚证。症见小便频数，或尿如米泔色，心神恍惚，健忘，或遗尿遗精，舌淡苔白，脉细弱。

真人养脏汤 虚寒脱肛久痢

[**原文**]

真人养脏汤，罗谦甫诃粟壳，肉蔻当归桂木香。术芍参甘为涩剂，脱肛久痢早煎尝。诃子（面裹煨）

一两二钱，罂粟壳（去蒂，蜜炙）三两六钱，肉豆蔻（面裹煨）五钱，当归、白术（炒）、白芍（酒浸）、人参各六钱，木香二两四钱，桂枝八钱，生甘草一两八钱，每服四钱。脏寒甚加附子，一方无当归，一方有干姜。脱肛由于虚寒，参、术、甘草以补其虚，官桂、豆蔻以温其寒。木香调气，当归和血，芍药酸以收敛，诃子、粟壳涩以止脱。

[白话解] 真人养脏汤由诃子、罂粟壳、肉豆蔻、当归、桂枝、木香、白术、白芍、人参、炙甘草组成，有温补脾肾、涩肠固脱之效，脱肛、久痢之人当尽早服用。（方略）

用法 水煎服。

功用 涩肠固脱，温补脾肾。

主治 脾肾虚寒之久泻久痢证。症见泻痢无度，滑脱不禁，甚则脱肛不收，腹痛喜温喜按，倦怠食少，舌淡苔白，脉迟细。

当归六黄汤 自汗盗汗

[原文]

当归六黄汤治汗出，醒而汗出曰自汗，寐而汗出曰盗汗。芪柏芩连生熟地。当归、黄柏、黄连、黄芩、二地等份，黄芪加倍。泻火固表复滋阴，汗由阴虚，归、地以滋其阴；汗由火扰，黄芩、柏、连以泻其火；汗由表虚，倍用黄芪，以固其表。加麻黄根功更异。李时珍曰：麻黄根走表，能引诸药至卫分而固腠理。或云此药太苦寒，胃弱气虚在所忌。

[**白话解**] 当归六黄汤主治盗汗。此方由当归、黄芪、黄柏、黄芩、黄连、生地黄、熟地黄组成，有清热滋阴、固表止汗之功效。若加麻黄根，止汗功效更好。有人说此药过于苦寒，胃弱气虚者当谨慎使用。（方略）

用法 水煎服。

功用 滋阴泻火，固表止汗。

主治 阴虚火旺证。症见发热盗汗，面赤心烦，口干唇燥，大便干结，小便短赤，舌红，脉数。

柏子仁丸 阴虚盗汗

[**原文**]

柏子仁丸人参术，麦麸牡蛎麻黄根。再加半夏五味子，阴虚盗汗枣丸吞。柏子仁（炒研去油）二两，人参、白术、牡蛎（煅）、麻黄根、半夏、五味子各一两，麦麸五钱，枣肉丸，米饮下。心血虚则卧而汗即出，柏仁养心宁神，牡蛎、麦麸凉心收脱，五味敛汗，半夏燥湿，麻黄根专走肌表，引参、术以固卫气。

[白话解] 柏子仁丸由柏子仁、人参、白术、麦麸、牡蛎、麻黄根、半夏、五味子组成。阴虚盗汗之人，应将药末与枣肉混合制成药丸服用。（方略）

用法 共研细末，枣肉和丸，每次 6 ~ 9 克，每日 2 ~ 3 次，空腹米汤送下；亦可作汤剂，用量按原方比例酌定。

功用 滋阴清热，固表止汗。

主治 心肾阴虚之盗汗证。症见盗汗，夜寐不安，心悸怔忡，舌红少苔，脉细数。

牡蛎散 阳虚自汗

[原文]

阳虚自汗牡蛎散，黄芪浮麦麻黄根。牡蛎（煅研）、黄芪、麻黄根各一钱，浮小麦百粒，煎。牡蛎、浮麦凉心止汗，黄芪、麻黄根走肌表而固卫。扑法芎藁糯米粉，扑汗法：白术、藁本、川芎各二钱半，糯米粉两半，为末，袋盛，周身扑之。或将龙骨牡蛎扪。龙骨、牡蛎为末，合糯米粉等份，亦可扑汗。

[**白话解**] 牡蛎散主治心阴不足、心阳不潜之自汗。此方由黄芪、麻黄根、牡蛎、浮小麦组成。扑法的芎藁牡蛎粉或扪法的龙骨牡蛎粉主治相同。（方略）

用法 共研粗末，每次 9 克，加小麦 30 克，水煎服。

功用 敛阴止汗，益气固表。

主治 体虚之自汗、盗汗证。症见常自汗出，夜卧尤甚，久而不止，心悸惊惕，短气烦倦，舌质淡红，脉细弱。

附方 （1）芎藁牡蛎粉（扑法）：牡蛎　川芎　藁本各二钱半，糯米粉一两半，共研极细末，盛绢袋中，扑周身。功用：止汗。主治：自汗不止。

（2）龙骨牡蛎粉（扪法）：牡蛎　龙骨　糯米粉各等份，共研极细末，扑周身。功用、主治同上。

杀虫之剂

（二首）

乌梅丸 蛔厥

[原文]

乌梅丸仲景用细辛桂，人参附子椒姜继。黄连黄柏及当归，温脏安蛔寒厥剂。乌梅三百个（醋浸蒸），细辛、桂枝、附子（炮）、人参、黄柏各六两，黄连一斤，干姜十两，川椒（去核）、当归各四两。治伤寒蛔阴证，寒厥吐蛔。虫得酸则伏，故用乌梅；得苦则安，故用连、柏；蛔因寒而动，故用附子、椒、姜；当归补肝，人参补脾，细辛发肾邪，桂枝散表风。程效倩曰：名曰安蛔，实是安胃。故仲景云：并主下痢。

[白话解] 乌梅丸由乌梅、细辛、桂枝、人参、附子、蜀椒、干姜、黄连、黄柏和当归组成，是温脏安蛔，治疗胃热肠寒蛔厥证的好方剂。（方略）

用法 乌梅用醋浸一宿，去核打烂，和余药打匀，烘干或晒干，研末，加蜜制丸，每服9克，每日3次，空腹服；亦可作汤剂，用量按原方比例酌定。

功用 温脏安蛔。

主治 蛔厥证。症见腹痛时作，烦闷呕吐，时发时止，食则呕吐，甚则吐蛔，手足厥冷。又治久泻久痢。

化虫丸_{肠胃诸虫}

[原文]

化虫丸鹤虱及使君，槟榔芜荑苦楝群。白矾胡粉糊丸服，肠胃诸虫永绝氛。槟榔、鹤虱、苦楝根（东引者）、胡粉（炒）各一两，使君子、芜荑各五钱，枯矾一钱半，面糊丸，亦可末服。数药皆杀虫之品，单服尚可治之，荟萃为丸，而虫焉有不死者乎！

[白话解] 化虫丸由鹤虱、使君子、槟榔、芜荑、苦楝根皮、胡粉（即铅粉）、白矾组成。上述诸药研为细末，用酒煮面糊制成药丸服用，可驱除肠中各种寄生虫。（方略）

用法 共研细末，用酒煮面糊为丸，据年龄酌量服，一岁小儿用五分。

功用 驱杀肠中诸虫。

主治 肠中诸虫。症见发作时腹痛，往来上下，其痛甚剧，呕吐清水，或吐蛔虫。

痈疡之剂

（六首　附方二）

真人活命散一切痈疽

[原文]

真人活命散金银花，金银花一名忍冬。防芷归陈草节加。贝母天花兼乳没，穿山甲角刺酒煎嘉。金银花二钱，当归（酒洗）、陈皮（去白）各钱半，防风七分，白芷、甘草节、贝母、天花粉、乳香各一钱，没药五分，二味另研。候药熟，下皂角刺五分，穿山甲三大片，锉蛤粉炒，去粉，用好酒煎服，恣饮尽醉。忍冬、甘草散热解毒，痈疡圣药，花粉、贝母清痰降火，防风、白芷燥湿排脓，当归和血，陈皮行气，乳香托里护心，没药散瘀消肿，山甲、角刺透经络而溃坚，加酒以行药势也。一切痈疽能溃散，已成者溃，未成者散。溃后忌服用毋差。大黄便实可加使，铁器酸物勿沾牙。

[白话解] 真人活命饮由金银花、防风、白芷、

当归尾、陈皮、甘草节、贝母、天花粉、乳香、没药、穿山甲、皂角刺组成，水酒各半煎服疗效最佳。服用本方一切疮疡肿毒皆能溃散消除，疮疡已溃者切忌服用，千万不要弄错。大便燥结者方中可加入大黄。本方煎煮时不可用铁器或接触酸味物品，服药者也不可服食酸物。（方略）

用法 水煎服；或水酒各半煎服。

功用 清热解毒，消肿溃坚，活血止痛。

主治 疮疡初起，热毒壅聚证。症见红肿焮痛，或身热，凛寒，舌苔薄白或黄，脉数有力。

金银花酒 痈疽初起

[原文]

金银药酒加甘草，奇疡恶毒皆能保。金银花五两（生者更佳），甘草一两，酒水煎一日一夜，服尽。护膜须用蜡矾丸，黄蜡二两，白矾一两，溶化为丸，酒服十丸，加至百丸则有力，使毒不攻心。一方加雄黄，名雄矾丸，蛇咬尤宜服之。二方均是疡科宝。

[白话解] 金银花酒由鲜金银花、甘草、水、

酒各半煎制而成，主治一切热毒痈疽恶疮。若要护膜托里、使毒不攻心，需用黄蜡、白矾组成的蜡矾丸，两方皆是疡科的宝贵药方。（方略）

用法 水酒各半煎，分三次服。

功用 消肿散瘀，托毒止痛。

主治 一切痈疽恶疮，以及肺痈肠痈初起。

附方 蜡矾丸（《医学集成》）：黄蜡二两 白矾一两，先将蜡熔化，少冷，入矾和丸，如梧桐子大，每服10丸，渐加至百丸，酒送下，每日2～3次。功用：护膜托里，使毒不攻心。主治：金石发疽，痈疽疮疡，肺痈乳痈，痔漏肿痛，及毒虫蛇犬咬伤等。

托里十补散 补里散表

[原文]

托里十补散，即《局方》十宣散参芪芎，归桂白芷及防风。甘桔厚朴酒调服，痈疡脉弱赖之充。人参、黄芪、当归各二钱，川芎、桂心、白芷、防风、甘草、桔梗、厚朴各一钱，热酒调服。参、芪补气，当归和血，甘草解毒，防风发表，厚朴散满，桂、芷、桔梗排脓，表里气血交治，共成内托之功。

[白话解] 托里十补散由人参、黄芪、川芎、当归、桂心、白芷、防风、甘草、桔梗、厚朴组成，热酒调制服下，痈疡、脉弱无力之人皆依赖此方。（方略）

用法 共研细末，每服 6～18 克，热酒调服；亦可作汤剂，用量按原方比例酌定。

功用 益气和血，温通消散。

主治 痈疡体虚证。症见毒重痛甚，形体羸瘦，脉弱无力。

托里温中汤 寒疡内陷

[原文]

托里温中汤，孙彦和姜附羌，茴木丁沉共四香。陈皮益智兼甘草，寒疡内陷呕泻良。附子（炮）四钱、炮姜、羌活各三钱，木香钱半，茴香、丁香、沉香、益智仁、陈皮、甘草各二钱，加姜五片煎。治疮疡变寒内陷，心痞、便溏、呕呃、昏聩。疡寒内陷，故用姜、附温中助阳，羌活通关节，炙草益脾元，益智、丁、沉以止呃进食，茴、木、陈皮以散满除癖。此孙彦和治王伯禄臂痈，盛夏用此，亦舍时从症之变法也。

[白话解] 托里温中汤由炮姜、炮附子、羌活、四香（即茴香、木香、丁香、沉香）、陈皮、益智仁、炙甘草组成，是治疗寒性疮疡内陷及呕吐泄泻的良方。（方略）

用法 加生姜五片，水煎服。

功用 托毒温中。

主治 疮疡属寒，疮毒内陷证。症见脓稀身冷，心下痞满，肠鸣腹痛，大便溏泻，食呕逆，气短促，呃逆不止，不得安卧，时发昏愦。

托里定痛汤 内托止痛

[原文]

托里定痛汤四物兼，地黄、川芎、当归、白芍。乳香没药桂心添。再加蜜炒罂粟壳，溃疡虚痛去如拈。罂粟壳收涩，能止诸痛；桂心、四物活血，托里充肌。乳香能引毒气外出，不致内攻，与没药并能消除痈肿止痛。

[白话解] 托里定痛汤由四物汤（当归、白芍、川芎、熟地黄）加上乳香、没药、桂心、蜜炙罂粟壳组成，能轻松治愈痈疽溃后不敛及血虚疼痛之证。（方略）

用法 水煎服。

功用 托里补血，消肿止痛。

主治 疮疡溃后，阴血亏虚证。症见疮疡久不收口，肿胀，疼痛。

散肿溃坚汤 消坚散肿

[原文]

散肿溃坚汤，东垣知柏连，花粉黄芩龙胆宣。升柴翘葛兼甘桔，归芍棱莪昆布全。黄芩八钱半（酒炒半生用），知母、黄柏（酒炒）、花粉、胆草（酒炒）、桔梗、昆布各五钱，柴胡四钱，升麻、连翘、甘草（炙）、三棱（酒炒）、莪术（酒洗炒）各三钱，葛根、归尾（酒洗）、白芍（酒炒）各二钱，黄连二钱，每服五六钱，先浸后煎。连翘、升、葛解毒升阳，甘、桔、花粉排脓利膈，归、芍活血，昆布散痰，棱、莪破血行气，龙胆、知、柏、芩、连大泻诸经之火也。

[**白话解**] 散肿溃坚汤由知母、黄柏、黄连、天花粉、黄芩、龙胆草、升麻、柴胡、连翘、葛根、加炙甘草、桔梗、当归尾、芍药、三棱、莪术、昆布组成。（方略）

用法 水煎服。

功用 清热燥湿，软坚散结，消肿溃坚。

主治 马刀疮。症见结硬如石，或在耳下至缺盆中，或于肩上，或于胁下；及瘰疬遍于颏，或至颊车，坚而不溃；或上二证已破流水者。

经产之剂

（十二首　附方二十一）

妇人诸病与男子同，惟行经妊娠，则不可例治，故立经产一门。

妊娠六合汤妊娠伤寒

[原文]

海藏妊娠六合汤，四物为君妙义长。当归、地黄、川芎、白芍。伤寒表虚地骨桂，表虚自汗，发热恶寒，头痛脉浮，四物四两，加桂枝、地骨皮各七钱，二药解肌实表，名表虚六合汤。表实细辛兼麻黄。头痛身热，无汗脉紧，四物四两，加细辛、麻黄各五钱，二药温经发汗，名表实六合汤。少阳柴胡黄芩入，寒热胁痛，心烦善呕，口苦脉弦，为少阳证。加柴胡解表，黄芩清里，名柴胡六合汤。阳明石膏知母藏。大热烦渴，脉大而长，为阳明证，加白虎汤清肺泻胃，名石膏六合汤。小便不利加苓泻，加茯苓、泽泻利水，名茯苓六合汤。不眠黄芩栀子良。汗下后不得眠，加黄芩、栀子养阴除烦，名栀子六合汤。风湿防风与苍术，兼风兼湿，肢节烦痛，身热脉浮，加防风搜风，苍术燥湿，名风湿六合汤。胎动血漏名胶艾。伤寒汗下后，胎动漏血，加阿胶、艾叶养血安胎，名胶艾六合汤。虚痞朴实颇相当，胸满痞胀，加厚朴、枳实炒，散满消痞，名朴实六合汤。脉沉寒厥益桂附。身冷，拘急腹痛，脉沉，亦有不得已而加附子、肉桂散寒回阳者，名附子六合汤。便秘蓄血桃仁黄，大便秘，小便赤，脉实数，或膀胱蓄血，亦有加桃仁、大黄润燥通幽者，名大黄六合汤。安胎养血先为主。余因各证细参详，后人法此。经水过多过少别温凉。温六合汤加芩术，加黄芩、白术治经水过多，黄芩抑阳，白术补脾，脾能统血。色黑后期连附商。加黄连清热，香附行气，名连附六合汤。热六合汤栀连益，加栀子、黄连治血热妄行。寒六合汤加附姜。加炮姜、附子治血满虚寒。气六合汤加陈朴，加陈皮、厚朴治气郁经阻。风六合汤加艽羌。加秦艽、羌活治血虚风痉。此皆经产通用剂，说与时师好审量。

[白话解] 王好古的妊娠六合汤，以四物汤

（熟地黄、白芍、当归、川芎）为主具有神妙含义。
治疗伤寒表虚，加入地骨皮、桂枝，即表虚六合汤；
治疗表实，加入细辛和麻黄，即表实六合汤；治疗
少阳为病，加入柴胡、黄芩，即柴胡六合汤；治疗
阳明为病，加入石膏、知母，即石膏六合汤；治疗
小便不利，加入茯苓和泽泻，即茯苓六合汤；治疗
失眠不寐，加入黄芩、栀子（栀子六合汤）疗效更
好；治疗风湿，加入防风和苍术，即风湿六合汤；
治疗胎动、血漏之剂，名为"胶艾六合汤"（加入
阿胶、艾叶）；治疗虚痞，朴实六合汤（加入厚朴、
炒枳实）能够担当；治疗脉沉寒厥，用加入肉桂和
炮附子的附子六合汤更为有益；治疗便秘、蓄血，
就用加入桃仁和大黄的大黄六合汤。先以安胎养血
为主，其余各种病证仔细参验各种方剂配伍。后人
也仿效此法，治疗月经量过多或过少，要辨清血热
或血寒。温六合汤（黄芩六合汤）是四物汤加入黄
芩和白术；月经后期经色紫黑不畅，当考虑使用加
入黄连、香附的连附六合汤。加入黄连、栀子的热
六合汤更有益于养血调经、清热凉血；四物汤加入

干姜、附子即寒六合汤；气六合汤是四物汤加入陈皮和厚朴；风六合汤是四物汤加入秦艽和羌活。这些都是妇科经产的通用方剂，说给现在的医师要仔细审查病证、临床参酌使用。（方略）

用法 水煎服。

功用 养血安胎。分别兼以解肌止汗，发汗解表，清热生津，利水通淋，清热除烦，祛湿止痛，清热解毒，暖宫止血，消痞散满，散寒回阳，泻结破瘀之功。

主治 妊娠而病伤寒。

（1）伤风。表虚自汗，头痛项强，身热恶寒，脉浮缓。

（2）伤寒。表实无汗，头痛身热，恶寒，脉浮紧。

（3）寒热往来。心烦喜呕，胸胁满痛，脉弦。

（4）阳明经证。症见身热不恶寒，有汗口渴，脉长而大。

（5）足太阳膀胱腑病。症见小便不利。

（6）发汗或攻下后，虚烦不得眠。

（7）感受风湿，四肢骨节烦疼，头痛发热而脉浮。

（8）攻下后过经不愈，转为温毒发斑如锦纹。

（9）发汗或攻下后，血漏不止，胎气受损，胎动不安。

（10）发汗或攻下后，心下虚痞，腹中胀满。

（11）少阴证。症见脉沉而迟，四肢拘急，腹中痛，身凉有微汗。

（12）阳明、太阳本病。症见大便色黑而硬，小便色赤而畅，腹胀气满而脉沉数（蓄血）。

附方

（1）温六合汤（《医垒元戎》）：熟地黄　白芍　当归　川芎　黄芩　白术各一两，水煎服。功用：养血调经，抑阳补脾。主治：气虚血热，症见月经过多。

（2）连附六合汤（《医垒元戎》）：熟地黄　白芍　当归　川芎各一两　黄连　香附（原书无剂量），水煎服。功用：养血调经，清热行气。主治：气滞血热，症见月经后期，色黑不畅。

（3）热六合汤（《医垒元戎》）：熟地黄　白芍

当归　川芎各一两　黄连　栀子（原书无剂量），水煎服。功用：养血调经，清热凉血。主治：血虚有热，症见月经妄行，发热心烦，不能睡卧。

（4）寒六合汤（《医垒元戎》）：熟地黄　白芍

当归　川芎各一两　附子　干姜（原书无剂量），水煎服。功用：养血调经，温阳散寒。主治：虚寒脉微自汗，气难布息，清便自调。

（5）气六合汤（《医垒元戎》）：熟地黄　白芍

当归　川芎各一两　厚朴　陈皮（原书无剂量），水煎服。功用：养血调经，理气开郁。主治：气郁经阻，症见月经不畅，腹胁胀痛。

（6）风六合汤（《医垒元戎》）：熟地黄　白芍

当归　川芎各一两　秦艽　羌活（原书无剂量），水煎服。功用：养血调经，祛风止眩。主治：产后血脉空虚，感受风邪而发痉厥。

胶艾汤 胎动漏血

[原文]

胶艾汤《金匮》中四物先，阿胶艾叶甘草全。阿胶、川芎、甘草各二两，艾叶、当归各三两，芍药、地黄各四两，酒水煎，内阿胶烊化服。四物养血，阿胶补阴，艾叶补阳，甘草和胃，加酒行经。妇人良方单胶艾，亦名胶艾汤。胎动血漏腹痛痊。胶艾四物加香附，香附用童便、盐水、酒、醋各浸三日，炒。方名妇宝丹调经专。

[白话解] 胶艾汤由熟地黄、当归、白芍、川芎四味药，加上阿胶、艾叶、甘草组成。《妇人大全良方》中的胶艾汤单由阿胶（蛤粉炒）、艾叶组成，主治胎动不安、腹痛漏血之证。阿胶、艾叶、熟地黄、当归、白芍、川芎，再加香附，名为"妇宝丹"，专治月经不调。（方略）

用法 酒水各半煎，阿胶烊化，温服。

功用 养血调经，止血安胎。

主治 冲任虚寒证。症见月经过多，崩中漏下，血色淡红，头晕面白，腰膝酸软，或胎动不安，或胎漏腹痛，或小产后下血不止，舌淡苔白，脉细。

附方

（1）胶艾汤（《妇人大全良方》）：阿胶蛤粉炒，五钱 艾叶五分，煎汤冲服。功用：止血安胎。主治：胎动不安，腹痛漏血。

（2）妇宝丹（《医方集解》）：熟地黄、白芍、川芎、当归、阿胶、艾叶、香附，分别用童便、盐水、酒、醋各浸三日炒。功用：养血和血，行气调经。主治：血虚有寒，症见月经不调。

当归散 养血安胎

[原文]

当归散《金匮》益妇人妊，术芍芎归及子芩。安胎养血宜常服，产后胎前功效深。妇人怀妊，宜常服之，临盆易产，且无众疾。当归、川芎、芍药、黄芩各一斤，白术半斤，为末，酒调服。丹溪曰：黄芩、白术，安胎之圣药。盖怀妊宜清热凉血，血不妄行则胎安。黄芩养阴退阳，能除胃热；白术补脾，亦除胃热。脾胃健则能化血养胎，自无半产胎动血漏之患也。

[白话解] 当归散有益妇人安胎养胎。此方由白术、芍药、川芎、当归、黄芩组成，需安胎养血的孕妇当经常服用，对产前养血安胎及治疗产后病卓有功效。（方略）

用法 共研细末，每服 9 克，用酒调服；亦可作汤剂，用量按原方比例酌定。

功用 养血安胎，清热凉血。

主治 妇人妊娠，血虚有热证。症见胎动不安，及曾经数次半产者。

黑神散 消瘀下胎

[原文]

黑神散《局方》中熟地黄，归芍甘草桂炮姜。蒲黄黑豆童便酒，消瘀下胎痛逆忘。瘀血攻冲则作痛，胞胎不下，亦由血滞不行。诸药各四两，黑豆炒去皮，半斤酒、童便合煎。熟地、归、芍润以濡血，蒲黄、黑豆滑以行血，黑姜、官桂热以动血，缓以甘草，散以童便，行以酒力也。

[白话解] 黑神散由熟地黄、蒲黄、当归尾、赤芍、炙甘草、肉桂、干姜组成，用酒和童便一同煎后调服，能治疗产后瘀血、胞衣不下，解除产后腹痛。(方略)

用法 共研细末，每服 6 克，温酒调下。

功用 活血散瘀，下胎止痛。

主治 妊娠或产后瘀血证。症见产后恶露不尽，或攻冲作痛，或脐腹坚胀撮痛，及胞衣不下，胎死腹中等。

清魂散 产中昏晕

[原文]

清魂散严氏用泽兰叶，人参甘草川芎协。荆芥理血兼祛风，产中昏晕神魂帖。泽兰、人参、甘草（炙）各三分，川芎五分，荆芥一钱，酒调下。川芎、泽兰和血，人参、甘草补气。外感风邪，荆芥能疏血中之风。肝藏魂，故曰清魂。

[白话解] 清魂散由泽兰叶、人参、炙甘草、川芎、荆芥组成，其中荆芥有理血及疏散风邪之功效。本方治疗产后气血虚弱而致血晕疗效灵验。（方略）

用法 共研细末，每服 3~6 克，温酒热汤调服，同时可用醋喷在炭火上，取烟熏鼻。

功用 补益气血，疏风散邪。

主治 产后昏晕证。症见产后忽然昏晕，不知人事。

羚羊角散子痫

[原文]

羚羊角散《本事方》杏薏仁，防独芎归又茯神。酸枣木香和甘草，子痫风中可回春。羚羊角屑一钱，杏仁、薏仁、防风、独活、川芎、当归、茯神、枣仁（炒）各五分，木香、甘草各二分半，加姜煎。治妊娠中风，涎潮僵仆，口噤搐搦，名子痫。羚羊平肝火，防、独散风邪，枣、茯以宁神，芎、归以和血，杏仁、木香以利气，薏仁、甘草以调脾。

[白话解] 羚羊角散由羚羊角、杏仁、薏苡仁、防风、独活、川芎、当归、茯神、炒酸枣仁、木香、甘草组成，治疗妊娠中风及子痫证可妙手回春。（方略）

用法 加生姜五片，水煎服。

功用 平肝息风，养血安神。

主治 妊娠子痫。症见妇人妊娠，头项强直，筋脉挛急，言语謇涩，痰涎不利，或抽搐，不省人事。

当归生姜羊肉汤 蓐劳

[原文]

当归生姜羊肉汤，《金匮》。当归三两，生姜五两，羊肉一斤。产中腹痛蓐劳匡。产后发热，自汗身痛，名蓐劳。腹痛者，瘀血未去，则新血自不生也。亦有加入参芪者，气能生血。羊肉辛热，用气血之属以补气血，当归引入血分，生姜引入气分，以生新血。加参、芪者，气血交补也。千金四物甘桂姜。千金羊肉汤，芎、归、芍、地、甘草、干姜、肉桂加羊肉煎。

[白话解] 当归生姜羊肉汤由当归、生姜、羊肉组成，主治产后腹痛及蓐劳证。若加入人参、黄芪，即当归羊肉汤。另外一方千金羊肉汤由干地黄、当归、芍药、川芎，加甘草、肉桂、生姜组成。（方略）

用法 水煎服。

功用 温中补虚，祛寒止痛。

主治 蓐劳之血虚寒凝证。症见产后发热，自汗身痛，或腹中疠痛。

附方

（1）当归羊肉汤（《济生方》）：黄芪一两　人参　当归各七钱　生姜五钱　羊肉一斤，水煎服。功用：补益气血，祛寒止痛。主治：褥劳。

（2）千金羊肉汤（《备急千金要方》）：干地黄五钱　当归　芍药　生姜各三钱　川芎二钱　甘草　肉桂各一钱，水煎服。功用：养血补虚，散寒止痛。主治：产后身体虚羸，腹中绞痛，自汗出。

达生散 易生易产

［原文］

达生散，丹溪紫苏大腹皮，达，小羊也，取其易生。参术甘陈归芍随。再加葱叶黄杨脑，孕妇临盆先服之。大腹皮三钱、紫苏、人参、白术（土炒）、陈皮、当归（酒洗）、白芍（酒洗）各一钱，甘草（炙）三钱，青葱五叶，黄杨脑七个，煎。归、芍以益其血，参、术以补其气，陈、腹、苏、葱以疏其壅。不虚不滞，产自无难矣。若将川芎易白术，紫苏饮子严氏子悬宜。胎气不和，上冲心腹，名子悬。

[**白话解**] 达生散由紫苏、大腹皮、人参、白术、炙甘草、陈皮、当归、芍药加葱叶、黄杨脑子（即叶梢）煎制而成，孕妇临盆宜先服之。若用川芎替换白术，名为"紫苏饮"，主治子悬胎气不和，胀满疼痛。（方略）

用法 共研粗末，加青葱五叶，黄杨脑子（即叶梢）七个，水煎服。

功用 益气补血，顺气下胎。

主治 难产之气血虚弱证。

附方 紫苏饮（《普济本事方》）：当归三钱 芍药 大腹皮 人参 川芎 陈皮各半两 紫苏一两 炙甘草一钱，水煎服。功用：顺气和血，安胎止痛。主治：子悬胎气不和，胀满疼痛；兼治临产惊恐，气结连日不下。

参术饮妊娠转胞

[**原文**]

妊娠转胞参术饮，丹溪。转胞者，气血不足，或痰饮阻塞，胎为胞逼，压在一边，故脐下急痛，而小便或数或

闭也。芎芍当归熟地黄。炙草陈皮留白兼半夏，气升
胎举自如常。此即人参汤除茯苓，加陈皮、半夏以除痰，
加姜煎。

[**白话解**] 参术饮主治妊娠转胞，此方由人参、
白术、川芎、白芍、当归、熟地黄、甘草、陈皮、
半夏组成，气血虚弱孕妇服之能使气得升降，胎位
正常。（方略）

用法 加生姜，水煎服。

功用 益气补血。

主治 妊娠转胞。症见脐下急痛，小便频数或
癃闭。

牡丹皮散 血瘕

[**原文**]

牡丹皮散《妇人良方》延胡索，归尾桂心赤芍
药。牛膝棱莪酒水煎，气行瘀散血瘕削。瘀血凝聚则
成瘕。丹皮、延胡索、归尾、桂心各三分，赤芍、牛膝、莪
术各六分，三棱四分，酒水各半煎。桂心、丹皮、赤芍、牛
膝以行其血，三棱、莪术、归尾、延胡索兼行血中气滞、气

中血滞，则结者散矣。

[白话解] 牡丹皮散由牡丹皮、延胡索、当归尾、桂心、赤芍、牛膝、莪术、三棱组成，水酒各半煎服，能使气血周流，经脉通畅，瘀血可散。（方略）

用法 共研粗末，每服9克，水酒各半煎服；亦可作汤剂，用量按原方比例酌定。

功用 活血行气止痛。

主治 血瘕。症见心腹间攻冲作痛，痛时见硬块，移动而不固定。

固经丸 经多崩漏

[原文]

固经丸《妇人良方》用龟板君，黄柏樗皮香附群。黄芩芍药酒丸服，漏下崩中色黑殷。治经多不止，色紫黑者，属热。龟板（炙）四两，黄柏（酒炒）、芍药（酒炒）各二两，樗皮（炒）、香附（童便浸炒）各两半，黄芩（酒炒）二两，酒丸。阴虚不能制胞络之火，故经多。龟板、芍药滋阴壮水，黄芩清上焦，黄柏泻下焦，香附辛以散郁，椿皮涩以收脱。

[白话解] 固经丸由龟板、黄柏、椿根皮、香附、黄芩、白芍组成，酒糊为丸，温开水送服或水煎服，主治经行不止，崩中漏下，血色深红之证。（方略）

用法 共研细末，酒糊为丸，每服 6 克，食前温开水送服；亦可作汤剂，用量按原方比例酌定。

功用 滋阴清热，固经止血。

主治 崩漏之阴虚内热证。症见经行不止，崩中漏下，血色深红，兼夹紫黑瘀块，心胸烦热，腹痛溲赤，舌红，脉弦数。

柏子仁丸 血少经闭

[原文]

柏子仁丸《良方》熟地黄，牛膝续断泽兰芳。卷柏加之通血脉，经枯血少肾肝匡。柏子仁（去油）、牛膝（酒浸）、卷柏各五钱，熟地一两，续断、泽兰各二两，蜜丸，米饮下。经曰：心气不得下降，则月事不来。柏子仁安神养心，熟地、续断、牛膝补肝益肾，泽兰、卷柏活血通经。

[**白话解**] 柏子仁丸由柏子仁、熟地黄、牛膝、泽兰、续断组成，加上卷柏活血通经，此方补肝益肾，主治血少经闭之证。（方略）

用法 共研细末，炼蜜为丸，每服 9 克，空腹米汤送下；亦可作汤剂，用量按原方比例酌定。

功用 养心安神，滋阴补肾。

主治 心肾阴亏血少证。症见失眠多梦，神衰，形体羸瘦，月经停闭。

附：便用杂方

望梅丸 生津止渴

[原文]

望梅丸讱庵用盐梅肉，苏叶薄荷与柿霜。茶末麦冬糖共捣，旅行赍服胜琼浆。盐梅肉四两，麦冬去心、薄荷叶（去梗）、柿霜、细茶各一两，紫苏叶（去梗）五钱，为极细末，白霜糖四两，共捣为丸，鸡子大。旅行带之，每含一丸，生津止渴，加参一两尤妙。

[白话解] 望梅丸由盐制梅肉、苏叶、薄荷、柿霜、细茶末、麦冬组成，加白糖捣作丸，旅行中服用胜过美味的浆液。（方略）

用法 共研细末，加白糖作丸，每服一丸，含口中；亦可作汤剂，用量按原方比例酌定。

功用 生津止渴，提神。

主治 旅行中口渴，咽喉干燥，头目不清，心烦胸闷，小便短少。

骨灰固齿牙散_{固齿}

[原文]

骨灰固齿牙散猪羊骨，腊月腌成煅研之。骨能补骨咸补肾，坚牙健啖老尤奇。用腊月腌猪、羊骨，火煅，细研，每晨擦牙，不可间断。至老而其效益彰，头上齿骨亦佳。

[白话解] 骨灰固齿牙散由猪骨或羊骨组成，腊月腌制后火煅碾碎用，以骨补骨，以咸补肾，有补肾固齿作用，老年人用之最有奇效。（方略）

用法 火煅，研极细末，每晨用牙刷蘸药末擦牙。

功用 补肾固齿。

主治 年老脱齿。

软脚散_{远行健足}

[原文]

软脚散中芎芷防，细辛四味研如霜。轻撒鞋中行远道，足无箴疱汗皆香。防风、白芷各五钱，川芎、细辛各二钱半，为末。行远路者，撒少许于鞋内，步履轻便，不生蒇疱，足汗皆香。

[白话解] 软脚散由川芎、白芷、防风、细辛四味药组成，碾研成细末，远行的时候轻轻撒在鞋里，足底不会生疱，并能芳香除臭。（方略）

用法 共研细末，撒少许于鞋袜内。

功用 活血舒筋，止痛除臭。

主治 远行足底生疱，脚臭。

稀痘神方 小儿稀痘方

[原文]

稀痘神丹米以功三种豆，粉草细末竹筒装。腊月厕中浸洗净，风干配入梅花良。丝瓜藤丝煎汤服，一年一次三年光。用赤小豆、黑豆、绿豆、粉草各一两，细末，入竹筒中，削皮留节，凿孔入药，杉木塞紧，溶蜡封固，浸腊月厕中一月；取出，洗浸，风干。每药一两，配腊月梅花片三钱，以雪中花片落地者，不著人手，以针刺取更妙。如急出用，入纸套中略烘即干。儿大者服一钱，小者五分，以霜后丝瓜藤上小藤丝煎汤，空腹服。忌荤腥十二日，解出黑粪为验。每年服一次，二次可稀，三次永不出矣。又方蜜调忍冬末，顾骧宇。不住服之效亦强。金银花为末，糖调，不住服之。更有元参菟丝子，娄江王相公。蜜丸如弹空心尝。白酒调化日二次，菟丝子半斤（酒浸二宿，煮干去皮），元参四两，共为细末，蜜丸，弹子大，白酒调下，每日二次。或加犀麦生地黄。又方加生地、麦冬四钱，犀角二两。此皆验过稀痘法，为力简易免仓皇。

[**白话解**] 稀痘神方由赤小豆、黑豆、绿豆组成，与甘草研成细末，装入竹筒，浸腊月厕中一月，取出洗净风干，配入梅花片（冰片），用丝瓜藤丝煎汤服用，每年服一次，三年治愈。本方亦可加金银花研末，用糖调，连续服用，效果也比较好；或加菟丝子、玄参共研细末，制成弹子大的蜜丸，用白酒调服，每日两次；或加生地黄、麦冬、犀角。这些都是治疗小儿稀痘有效的方剂，简单实用。（方略）

用法 共研细末，每服 1.5～3 克，丝瓜藤丝煎汤空腹服，每年服 1 次。

功用 清热解毒。

主治 小儿稀痘。